经典中的养生细节

百岁药王孙思邈的养生细节

李丛 编著

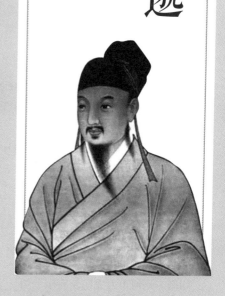

中国健康传媒集团

中国医药科技出版社

内容提要

本书选取《千金方》中与百姓日常生活息息相关的部分养生内容，分七个方面进行总结。包括如何从思想上提高对养生的认识、如何注重饮食选择起居、如何舒缓情绪保持精神平和、如何美容祛斑保养头面五官、如何正确对待房事避免伤害、如何用气功导引药膳食疗来补助正气、如何体察自身健康状况积极配合治疗。并对选取的原文在白话文翻译的基础上，结合当代生活进行拓展解读。全书语言生动，通俗易懂，图文并茂，可操作性强，是老百姓居家养生的必备参考书。

图书在版编目（CIP）数据

百岁药王孙思邈的养生细节 / 李丛编著 . — 北京：中国医药科技出版社，2019.6

（经典中的养生细节）

ISBN 978-7-5214-0805-8

Ⅰ . ①百… Ⅱ . ①李… Ⅲ . ①孙思邈（581-682）—养生（中医）—研究 Ⅳ . ① R212

中国版本图书馆 CIP 数据核字（2019）第 030357 号

美术编辑 陈君杞
版式设计 锋尚设计

出版 **中国健康传媒集团** | 中国医药科技出版社
地址 北京市海淀区文慧园北路甲 22 号
邮编 100082
电话 发行：010-62227427 邮购：010-62236938
网址 www.cmstp.com
规格 710×1000mm
印张 13¼
字数 192 千字
版次 2019 年 6 月第 1 版
印次 2019 年 6 月第 1 次印刷
印刷 三河市万龙印装有限公司
经销 全国各地新华书店
书号 ISBN 978-7-5214-0805-8
定价 39.80 元

获取新书信息、投稿、为图书纠错，请扫码联系我们。

前　言

孙思邈，人称"药王"，是唐代一位著名的医药学家。他精通道家思想，认为人的生命非常宝贵，千金不换，因此把自己所作的两部医书取名为《备急千金要方》和《千金翼方》，后世统称为《千金方》。这两部书内容十分丰富，从中医学的基础理论、医德思想到临床各科的治疗都包含在内，直到今天，很多内容仍然有着实用价值。《千金方》既有对唐代以前医学成就的总结，又有孙思邈数十年对当时民间医疗经验的搜集整理，学术价值很高，被称为我国最早的医学百科全书。书中收集了从东汉直至唐代数百年以来源流各异的方剂用药，又被称作"方书之祖"。

孙思邈崇尚养生，并身体力行，年过百岁仍然耳聪目明。他将儒家、道家以及佛家的养生方法和中医学的养生理论相结合，形成一套系统的养生思想，总结为"养性十要"。一要珍惜精神，二要爱护精气，三要保养形体，四要导引身体，五要慎言，六要注意饮食，七要节制房事，八要反对追求长生不老，九要正确使用医药，十要遵从常规养生禁忌。围绕这10个养生观念，孙思邈阐述了自己的养生理论，也介绍了很多行之有效的养生方法。

但《千金方》成书至今已有1400多年，书中的语言和今天存在不小的差距，不易理解。而且，除几个专门的养生篇章外，很多养生原文都散在几十卷的篇章中，不易阅读。笔者选取《千金方》中与百姓日常生活息息相关的部分养生内容，分7个方面进行总结。包括如何从思想上提高对养生的认识、如何注重饮食选择起居、如何舒缓情绪保持精神平和、如何美容祛斑保养头面五官、如何正确对待房事避免伤害、如何用气功导引药膳食疗来补助正气、如何体察自身健康状况积极配合治疗。并对选取的原文在白话文翻译的基础上，结合当代生活进行扩展解读。

《黄帝内经》中说："不治已病治未病。"生命是无价的，养护生命应从生活点滴做起。期待这本书能帮助更多的人从《千金方》中学会养生！

编者

2019年1月

目　录

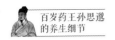

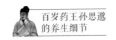

药王孙思邈

  孙思邈，京兆华原（今陕西省铜川市耀州区）人，世称"药王"，是我国历史上最富传奇色彩的一位医药学家，也是有据可查的享有罕见高寿的养生大家。他崇尚养生，并身体力行，年近百岁仍然耳聪目明，著书立说。他将儒家、道家以及外来古印度佛家的养生思想与中医学的养生理论相结合，提出许多切实可行的养生方法，时至今日，还在指导着人们的日常生活，如心态要保持平衡，不要一味追求名利；饮食应有所节制，不要暴饮暴食；气血应注意流通，不要懒惰呆滞不动；生活要起居有常，不要违反自然规律；等等。

  此外，孙思邈在医药学上也颇有建树。他用榖树皮煎汤煮粥预防脚气，用砷剂治疗疟疾，这两项都比欧洲人早一千多年。他是第一个发明导尿术的医生，也是第一个麻风病专家。他最早发现和治疗夜盲症，也最早使用羊靥（羊的甲状腺）治疗甲状腺肿。他最早提出妇科、儿科要单独立科，也最早完整详细论述医德的重要性。在针灸方面，他第一个发现了阿是穴。

  孙思邈去世的时间确定在公元682年，而他的出生年有两种说法。按宋代欧阳修编写的《新唐书》推测他生于公元541年，而按他的学生唐朝诗人卢照邻的记载，他出生于公元581年。这样他至少活了101岁，也可能是141岁。这在千年前的唐朝几乎是个奇迹，在医疗高度发达的今天也是不多见的。

  孙思邈出生在陕西耀县的孙家塬村，这里地处黄土高原，自然条件恶劣，水资源匮乏，生活条件极差。生活在这种环境下的孙思邈对百姓的疾苦从小就有深刻体会。孙思邈幼年时期，身体羸弱多病，需常年服药，这让本来就很贫困的家庭雪上加霜，几乎倾家荡产。但是，父母并没有因为生活的艰辛而耽误儿子读书，他们紧衣缩食坚持让孙思邈拜师念书。孙思邈感念父母的苦心，发愤图强，刻苦读书，以期成就一番功名。但却不幸赶上了一场瘟疫，眼看性命不保，后来

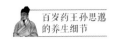
得到一位鹤发童颜的神医赐药才转危为安。这件事对孙思邈触动很大，深刻感受到做医生的重要性，于是他从小立下誓愿：学习医术，解救苍生。

孙思邈从少年时期开始就喜好谈论老子、庄子的学说，也经常通读包括佛家在内的各家各派的著作，显现出非凡的才华。当时北周洛州总管独孤信称赞他为"圣童"，但预言将来不会为当权者所用。果然在孙思邈近40岁时，他看到朝廷局势混乱，便上太白山隐居学道钻研长生之术。北周皇帝杨坚召请他做国子监博士，孙思邈推说身体不好没有答应。此后隋文帝辅政，又征诏他为国子博士，孙思邈也婉言谢绝了，并对周围人说，50年以后会有一位圣明的君主出来。

果然又过了48年，唐太宗李世民即位，诏孙思邈进京。这时他已经100多岁了，但容颜并不十分衰老而且耳聪目明。太宗十分感叹，说见了他才知道修炼不老的人是确实存在的，想让他留下来当官，孙思邈还是拒绝了。唐太宗不好强留，赏他黄金千两，绸缎百匹，金牌一面。并题诗相赠："凿开径路，名魁大医。羽翼三圣，调和四时。降龙伏虎，拯危救急。巍巍堂堂，百代之师。"直到唐高宗时，孙思邈才应征做了主管药局的小官，几年后，称疾辞退。高宗送他良马代步，并且把鄱阳公主的房子赐给他居住。

孙思邈的志向在于医学，年轻时专门学医，并为周围百姓治病。但初次学医不精，遇上狂犬病人，不知道该怎么治，只好对付，结果不少病人都没救活。血淋淋的教训给了青年孙思邈极大刺激，他再次出门，来到终南山，和净业寺高僧道宣往来密切，共同切磋医道。在终南山，孙思邈全身心地钻研医术，学成之后再次下山，在家乡一带行医，因为疗效良好而远近闻名。

这个时候，孙思邈总结自己先失败后成功的经验教训，告诫自己也告诫后人说：人们常说病人死亡，约有半数是由于缺少优秀医生所致，情况确实如此。学医的人必须专心致志，勤奋学习，才能通晓医药学问；如果以为懂得几种药方，就是知道一切，那是极其错误的。还说：人的生命比千金更为贵重，医药学问博大精深，济世活人任重道远，必须深入探索，精勤钻研，才能担当医生的神圣责任。他更指出：有的愚医，自以为学了三年医方，就夸口说天下没有他治不了的病，及至行医三年，才知道天下有很多病还没有可治的医方。

孙思邈开始严格要求自己。他求知若渴，永不满足，无论切脉、诊病、处方、制药，哪怕别人只有一点一滴比自己高明，虽远隔千里，也去拜访求教；为了一个秘方不惜重金总要设法得到。他酷爱读书，虽须发皆白也手不释卷；无论寒冬酷暑，坚持不懈地进行医药研究。他曾长期跋涉于秦岭、巴山、峨嵋、太行等名山大川，奔波于陕西、四川、河南、山西、甘肃等地的偏僻乡村，从事诊疗、采药、考察、著作等活动，积累了丰富的医药知识和经验，成为非常有名的医生。

相传孙思邈断病如神，在长安通过棺材缝里流出来的血水，判断里面的产妇是难产窒息而假死，于是叫人开棺，下针施药，片刻后产妇就醒了过来并顺利产下婴儿。人们惊叹不已，赞颂他是起死回生的神医。孙思邈用药也是随手而宜，在太白山学医期间，看见一个面无血色的小孩呕吐不止。孙思邈看到旁边有檀香木锯末，于是抓了一把让这孩子的母亲回家后加上生姜作为引子煎熬，去药渣后给小孩服用，结果小孩很快痊愈。孙思邈治病常常不拘一格，有一个病人得了尿潴留，不能排尿十分痛苦，孙思邈将一根软硬适度的葱管，末端经火烧灼消毒后，插入病人尿道，尿液自然就顺着葱管排出来，病人症状解除。

现在针灸临床常用的阿是穴也是孙思邈发现的。终南山一位老猎人腿痛难忍，拜求孙思邈医治。孙思邈按通常止痛穴位扎针，结果不见效。当他无意按到一个部位时，病人突然叫道"啊，痛，是，是这儿"。于是孙思邈便拿起银针一下子扎了进去，结果病人的疼痛竟然意外减轻了。病人好奇地问："这叫什么穴位？"孙思邈笑着说："这个穴位就叫'阿是穴'吧。"由此，以痛为腧的阿是穴疗法便流传至今。

民间还流传着许多孙思邈的医德故事，相传冬至吃饺子的习俗就和他有关。一年冬天，孙思邈的家乡耀州天寒地冻，很多百姓的耳朵都冻坏了。于是孙思邈就搭建了一个医棚，专门免费为贫困之人治疗冻伤。孙思邈在冬至那天把提前用祛寒药物煮熟的耳朵形羊肉饺子发给人们。因为羊肉属阳性温，有温中驱寒升阳

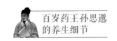
的功效，所以乡亲们吃过之后不久冻伤的耳朵就差不多痊愈了。后来人们为了纪念和感谢孙思邈为穷人舍药治冻伤，就逐渐形成了冬至必吃饺子的习俗。

从贞观年间到唐高宗永徽初年，孙思邈曾数次往来于川陕之间，也曾在长安、汉中和陇州等地方从事调研活动，救治大量病人。其间，对丹毒病的防治，做出了重要贡献。魏晋六朝以来，服用寒石散之风流毒甚广，引发许多并发症和后遗症。孙思邈自己也吃了很多"丹丸"，一生多患痈疽（毒疮），还怀疑病源可能与其先辈服石有关。他自己在长安服白石英粉时也曾"头痛额角如裂"，又亲眼看见朝野中不少人因此丧命，甚至太宗皇帝之死，也与此有关。晚年的他痛切呼吁："宁食野葛，不服五石，明其大大猛毒，不可不慎也；有识者遇此方即须焚之，勿久留也。"孙思邈在著作中详细列述了解石药毒的方药，强调正确的食疗与体疗养生方法，严厉批判服石之风，对后世产生了积极影响。

唐高宗咸亨四年（673年），37岁的著名诗人，初唐四杰之一卢照邻患了麻风病，被折磨得万念俱灭，痛不欲生，遍请名医，精心调治，但却未见好转。怀着最后一线希望，前往孙思邈的住处，行了弟子大礼，向他请教。当时的孙思邈已经100多岁，依然耳聪目明，思维清晰。他让卢照邻服药剂，又从心理上予以疏导，让卢照邻不断排散久积于心中的郁闷之气，和亲友和睦相处，坦诚相见。在孙思邈的精心调理下，卢照邻的病情得到了遏制，并拜孙氏为师。

孙思邈晚年，觉得自己行医多年，该给后人整理一些心得了。这时他想到了"人命至重，有贵千金"的话，所以就用"千金"两个字来命名自己的医学著作，把自己几十年行医的经验和收集的药方记录下来，写下了30卷本的综合性临床医学著作《备急千金要方》，后人称之为《千金要方》。后来百岁时又写出了《千金翼方》，对《千金要方》作了有益的补充。这两部医书后世统称为《千金方》。《千金方》集唐代以前中医诊治经验之大成，对后世医家影响极大，是我国第一部临床医学百科全书，受到国内外广泛推崇。两书共记载医方6500首，不光数量多而且疗效可靠。其中论述医德的专篇《大医精诚》直到今天仍然是医德教育的范本。在药物学上，对药物的种植、采集、收藏都有深入的研究，在药物炮制和运用上也屡有创见。除了《千金方》外，还有60多部书署名作者是孙思邈，其中一部分是他的著作，一部分是后世的托名伪作。

孙思邈的死因众说纷纭，至今不详。根据《旧唐书·孙思邈传》中记载，孙思邈在永淳元年去世，并留下遗嘱丧事从简。一个多月后，遗体的容貌依然像活着时一样。下葬时，众人抬起他的遗体放入棺木，竟然感觉非常轻，就像只抬着一身衣服，大家都十分惊讶。孙思邈在生前经常资助百姓，免费为穷苦人治病，并向他们传授养生保健预防疾病的方法。因而孙思邈在民间百姓的心中威望甚高，以至于人们从心底就不愿相信孙思邈已经死去，所以他们就更认为孙思邈并不是死去而是得道成仙升天而去，一旦百姓需要就会从天而降解救苍生。

孙思邈身后还有一件事很奇怪，就是他的后代并不姓孙，而是分别姓焦、张和李。关于这个原因当地有几种传说。比较有说服力的是孙思邈成名后，被唐太宗李世民请去给长孙皇后看病。长孙皇后怀孕十多个月了，不但不能分娩，还得了重病，虽然宫廷太医精心诊治，病情仍然不见好转。经徐茂公举荐，孙思邈被唐太宗召进宫。进宫前，孙思邈担心有什么不测连累子孙，就让子孙分别改姓。进宫后，孙思邈通过悬丝诊脉、扎针服药，皇后如期分娩，病也痊愈了。唐太宗龙颜大悦，命他执掌太医院。但孙思邈立志为民治病，不愿在朝做官，婉言谢绝了。回乡后，他认为以后可能会经常需要为皇室效劳，伴君如伴虎，还是让子孙一直改姓，以免灾祸。

过去，郎中和中药铺的正堂上，常挂有一幅《坐虎诊龙图》，画的是孙思邈骑坐在老虎背上，给从乌云中伸出的龙爪诊脉。关于这幅图画的来历，有一个神奇的传说。有一次，孙思邈行医路过关山，遇到一只猛虎伏卧于道中，张着血盆大口，露出尖锐的獠牙，却没有伤人的意思。药王于是对它说："你为什么要挡住我的去路？如果要吃我，就张三下嘴，拍三下爪；如果要我替你治病，就合上嘴巴，闭上眼睛。"老虎一听，便合上嘴巴，闭上了眼睛。原来，这只老虎被一块骨头卡住了喉咙，特地在此等待药王，请他治病。药王为老虎取出了喉咙里的骨头，老虎便趴在地上，做了个让人骑坐的姿态，药王就骑坐在老虎背上，安安

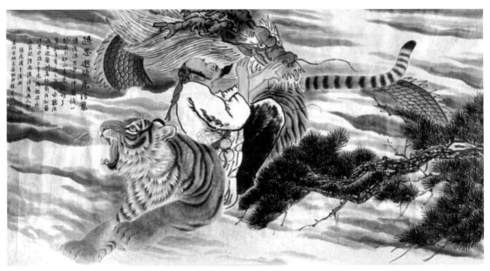

（书画作者史汉北）

稳稳地过了关山险道。恰巧这时，龙王要去天上看病，路过此地，看见药王给老虎治好了病，便灵机一动，也想请药王看病，就驾起乌云，挡住他的去路。药王一看，仰头对着乌云大声说道："你为什么要挡住我的去路？如果要害我，你就猛刮狂风；如果要我诊病，你就现出原形！"这时，从乌云中伸出来一只龙爪。药王知道是龙王请他治病，就骑坐在老虎背上诊脉，为龙王治好了病。后来，药王的弟弟孙思远就把这个情景画了下来，流传后世。后世的医生便把这幅图挂在正堂之上，时刻鞭策自己，提高医道，学习药王的医术与做人。

第一章

珍爱生命，积极养护

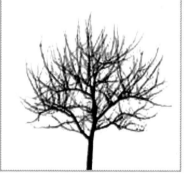

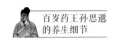
第一节
保养身心，时不我待

一、养生要趁早

1. 一辈子只有3万天

原文 人之居世，数息之间，信哉。呜呼！昔人叹逝，何可不为善以自补邪？吾常思一日一夜有十二时，十日十夜百二十时，百日百夜一千二百时，千日千夜一万二千时，万日万夜一十二万时。此为三十年，若长寿者九十年，只得三十六万时。百年之内，斯须之间，数时之活，朝菌蟪蛄不足为喻焉？可不自摄养而驰骋六情，孜孜汲汲，追名逐利，千诈万巧，以求虚誉，没齿而无厌。故养性者，知其如此，于名于利，若存若亡，于非名非利，亦若存若亡。所以没身不殆也。

——《备急千金要方·养性·养性序第一》

解读 人活于世，呼吸的次数是有限的。生命易逝，应当倍加珍惜。换个角度来看，一天只有24个小时，一个人即使长寿活到90岁，一生也不过只有72万个小时，总共不过3万天。所以，百年光阴和无垠的时空比起来，只是一瞬间。3万天的生命在宇宙里面，就像朝生夕死的菌类和春生秋死的蟪蛄。

人生苦短，一定要注重保养身心，而不要终身都放纵情志陷入妄想，每天急急忙忙追逐名利，挖空心思百般欺骗，以追求虚假的荣誉。善于修养身心、涵养天性的人懂得这些道理，不仅对争名夺利的事情看得很淡，就算是和名利不相关的普通事物，也看得很淡，所以能够做到保全终身。

在这里，孙思邈首先想唤起人们对于养生的紧迫感。人生漫漫，年轻的时候总以为有大把的时间可以挥霍。岂不知人生其实如白驹过隙，就算长寿到90岁，一生也不过只有3万天的光阴，能够呼吸的次数也是有限的。可惜绝大多数的现代人认识不到这一点，年轻的时候不注意养生，将全身心都投入到工作或享乐当中，过度耗费生命，直到年老体弱病痛缠身，才开始关注健康，亡羊补牢，但往往为时已晚。

更有一些青年才俊，只关注工作不关心身体，一次又一次地忽视身体的预警，最终导致英年早逝。复旦大学优秀青年教师，海归博士于娟在33岁的大好年华因癌症去世。她曾在博客中写道："名利权情，没有一样是不辛苦的，却没有一样可以带走。"她对自己患病的原因也进行了深刻反思："每当我埋头苦学的时候，我会下死本地折腾自己，从来不去考虑身体、健康之类的词，我只是把自己当牲口一样，快马加鞭、马不停蹄、日夜兼程、废寝忘食、呕心沥血、苦不堪言。"

创新工场董事长兼首席执行官李开复常常被视为青年创业导师，在52岁罹患淋巴癌时才深悟："世事无常，生命有限。原来，在癌症面前，人人平等。"

看淡职场名利以及生活中的一切事物，以身心安稳为出发点，不妄想不妄为，细水长流地度过一生。培养这样的心态是养生的第一步，也是至关重要的一步。

2. 40岁以后身体开始走下坡路

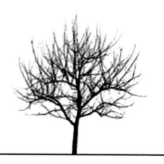

40岁以后才明白……

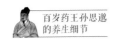
原文 岐伯曰：人年四十而阴气自半也，起居衰矣；年五十体重，耳目不聪明也；年六十阴痿，气力大衰，九窍不利，下虚上实，涕泣俱出，故曰知之则强，不知则老。同出名异，智者察同，愚者察异；愚者不足，智者有余。有余则耳目聪明，身体轻强，年老复壮，壮者益理。

——《备急千金要方·养性·养性序第一》

解读 《黄帝内经》是中医经典著作，写的是上古名医岐伯等人为黄帝讲授医学知识，分为《素问》和《灵枢》两个部分。《素问》中总结了男女生长发育的规律，男子以八为周期，8岁肾气开始充盈，16岁发育有遗精，24～32岁筋骨强劲肌肉满壮，到40岁左右肾气虚少，开始衰老。女子以七为周期，7岁开始肾气充盛，长头发换牙齿，14岁左右发育来月经，21～28岁气血充盈身体结实，到35岁左右气血衰少，开始掉头发面色憔悴。

《灵枢》中还把人的一生按10年一个周期划分，10岁的时候，五脏开始安定；20岁气血充盛肌肉开始发达；30岁气血强盛肌肉坚固；到40岁气血不足身体开始由盛转衰；50岁开始肝气衰，眼睛发花身体不再像年轻的时候轻快有力；60岁心气衰，气血衰少，身体力气大不如前，九窍也开始不通畅，动不动就流眼泪鼻涕；70岁脾气虚，皮肤干枯；80岁肺气衰，神志开始不清爽，说话总说错；到90～100岁，五脏都虚了。

这些是人的一般规律，生老病死谁都无法避免。但是，知和不知的差别就太大了。"知"是有智慧，懂得人由盛而衰的规律，在身体还没有衰老到不可救治的时候就开始养护自己、延缓衰老的进程，在年老的时候仍然能够做到耳不聋眼不花，身体轻便生活自理，即使生病也能很快恢复。而智慧不够的人就不是这样了。在身体强健的时候恣意挥霍健康，透支身体，随着年岁的增长，身体出现早衰或是其他异常情况时，也不能积极面对，只是随波逐流，任其发展。

这就好比同样是点油灯，有人用小灯芯而且不断添油，而有人用大灯芯还从不添油。很显然，第一种用法时间更长而且灯光更足，这种差别可能短时间内不明显，但长期下来，就不言而喻了。我们在日常生活中也可以看到同龄的中老年人，坚持锻炼的和没有锻炼习惯的无论在外形上还是体能上，差异都很大，甚至像两代人。所以，孙思邈告诉我们，最晚从40岁开始就要注意养生了，为老年生活提前储蓄健康。

二、健康难得，必须谨慎对待

1. 人是天地的产物，要小心保养

原文 论曰：夫人禀天地而生，故内有五脏、六腑、精气、骨髓、筋脉，外有四肢、九窍、皮毛、爪齿、咽喉、唇舌、肛门、胞囊，以此总而成躯。故将息得理，则百脉安和；役用非宜，即为五劳七伤六极之患。

——《备急千金要方·肝脏·肝脏脉论第一》

解读 人是万物之灵，人的生命禀受天地之气而得来。在内看不见的有五脏、六腑、筋脉、骨髓，在外看得见的有四肢、九窍、皮毛、唇齿，等等。生命是形气相合的活动，保持百脉安和、气血通利是健康的基本条件。而要保持气血的和畅一定要注意劳作和休息相结合相适宜。如果过于使用身体各部，极容易导致各种过劳而产生的疾病。

2. 不是每个人都能活到天年

原文 论曰：凡人不终眉寿或致夭殁者，皆由不自爱惜，竭情尽意，邀名射利，聚毒攻神，内伤骨髓，外败筋肉。血气将亡，经络便壅。皮里空疏，惟招蛊疾。正气日衰，邪气日盛。不异举沧波以注爝火，颓华岳而断涓流，语其易也，又甚于此。

——《千金翼方·补益·叙虚损论第一》

解读 天年是每个人都有的天赋的自然寿命，但却并不是每个人都能顺利地活到天年，或半途而夭，或身负重病。原因当然多种多样，究其根本，还是我们

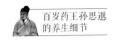

对自己的身体不够爱惜，在外来的名利诱惑面前，忘记身体的承受能力，竭尽全部的精神去追逐，长此以往，从内在气血心神到外在的筋肉骨髓都受到伤害。正气受损不能抵御邪气，各种疾病就缠上身了。人的正气要培养起来颇费周折，而一旦病邪发展，对正气的戕害却是易如反掌。好比用满河的水去浇灭一小点火苗，把整个华山搬去截断一股细流。所以，孙思邈教导我们，一定要足够重视身体的健康问题，不要让它发展到不可收拾的地步。

3. 愚蠢的人听不进养生的道理

原文　夫欲快意任怀，自谓达识知命，不泥异端，极情肆力，不劳持久者，闻此言也，虽风之过耳，电之经目，不足喻也。虽身枯于留连之中，气绝于绮纨之际，而甘心焉，亦安可告之以养性之事哉！非惟不纳，乃谓妖讹也。而望彼信之，所谓以明鉴给朦瞽，以丝竹娱聋夫者也。

——《备急千金要方·养性·养性序第一》

解读　随着生活水平的提高，人们对健康养生越来越重视，积极寻找养生方法的人越来越多了。但是也有一部分人始终抱着听天由命的态度，放纵自己，没有锻炼计划也不去控制饮食、调整作息，更不去学习导引按摩等祛病方法。自以为这样才是旷达不羁，自由自在，反而把种种养生方法视为异端，听到相关的讨论也像耳边风。别人看他身形枯槁、气若游丝却还一味留连于世俗生活而不思改变，劝告他要保养身心，他非但不会接受建议，反而说别人是妖言惑众。像这样的人，跟他说养生，就如同送明镜给盲人，为聋子演奏音乐。

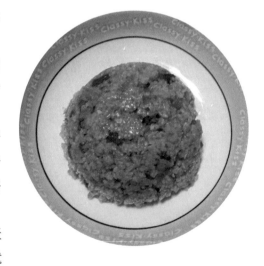

4. 不可过度疲劳

原文 真人曰：虽长服饵而不知养性之术，亦难以长生也。养性之道，常欲小劳，但莫大疲及强所不能堪耳。且流水不腐，户枢不蠹，以其运动故也。养性之道，莫久行、久立、久坐、久卧、久视、久听。盖以久视伤血，久卧伤气，久立伤骨，久坐伤肉，久行伤筋也。

——《备急千金要方·养性·道林养性第二》

解读 社会上一般的人说起养生似乎就是吃补药，却不知道不懂得在日常生活中去约束自己，反而任性妄为，这样无论吃什么药都是没用的。孙思邈自小喜欢道家学说，成年后又在太白山和钟南山上修道，对道家的养生术非常推崇。

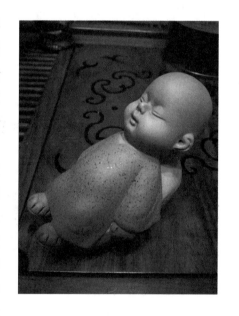

道家认为人生病的原因根本就在"过用"二字。同时，道家也重视阳气的生发和作用，而多活动是生发阳气的有效方法。所以综合起来，养生既要运动又不能过量。就像流动的水不会腐烂变臭，每天转动的门轴不会生虫，所以人也要每天保持一定的运动量，以振奋精神运行气血。如果活动的时间和强度超过身体承受能力，人会感觉疲劳。我们应该把握的程度是感觉到了有一点累就停一停，不要勉强支撑，更不要等到身体疲惫不堪才休息。长期"透支"，终有一天身体会垮。

行、立、坐、卧、视、听，这是日常生活中不可缺少的六种活动，自然与我们的身体健康关系最为密切。孙思邈在这里提出的六种活动不可过极否则伤身的观点，在今天的现实意义恐怕超过了他所处的唐代。以行、坐、视、听为例。

先说"行"，古代由于交通不发达，多用步行的方式迁徙。现代社会出入交通基本靠车辆，而行走成了健身方式。世界卫生组织曾指出，走路简单易行，强

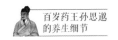
身效果好，是最佳运动之一，不论男女老少，什么时候开始这项运动都不晚。坚持每天快走，能有效对抗糖尿病、减少中风、提高免疫力、预防老年痴呆等。这种观念随着"每天快走10000步"的消息在各种社交媒体广泛传播，逐渐深入人心。自发组织的各种"暴走团"随处可见，每天定时定点集体快走。利用运动App和运动手环，每天走路计数而且在好友圈里进行排行评比，更成了新时尚，有的第一名甚至一天能走7万～10万步。不管男女老少都以多走快走为荣，有的人甚至下班后不管多累，也要把朋友圈里的步数走完，似乎走的越多就越健康。

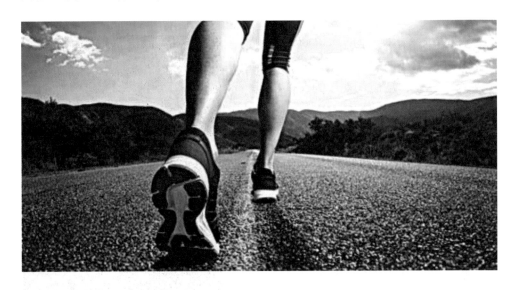

其实不然，人在暴走的时候，腿部韧带处于绷紧状态，过度之后容易韧带拉伤，这就是"久行伤筋"的道理。另外，过度行走也常导致膝关节软骨磨损，出现肿胀疼痛等骨性关节炎的症状。而这种磨损都是不可逆的，症状缓解后软骨也不能再生，造成永久性的关节损伤。还有的中老年人本来就有心血管疾病，过度行走锻炼后往往出现头痛、头晕、心慌、目眩等症状，如不及时休息调整，后果严重。每个人都有自己的实际情况，不管什么运动方式，都不能搞攀比，强力支撑，而要以自己的舒适为度。孙思邈"小劳而不大疲"的要求可谓中肯。

有热爱健身的人就有习惯久坐不动的人，工作日坐对电脑，放假也是宅在家里，足不出户。除了睡觉，大多数时间都坐着，一坐就是一天。"久坐伤肉"，久坐不动会引发全身肌肉酸痛、脖子僵硬和头痛头晕，加重人的腰椎疾病和颈椎疾病。久坐还使人的脑供血不足，导致脑供氧和营养物质减少，加重人体乏力、失眠、记忆力减退并增大患老年性痴呆的可能性。久坐可使直肠附近的静脉丛长期充血，淤血程度加重，引发痔疮等症。人保持长时间坐姿，全身重量压在脊椎骨底端，加上肩膀和颈部长时间不活动，容易引起颈椎僵硬，严重者甚至导致脊椎变形而诱发弓背及骨质增生。

"久视伤血"，中医学认为肝开窍于目，而肝主藏血。眼睛的问题常常和肝血有关系。肝血不足影响视力，而过度视物也同时耗伤肝血。现代信息社会，人们工作离不开电脑，每天上班都需要看电子屏幕。而智能手机普及后，电子屏幕又占据了人们的业余时间，低头族随处可见。有眼科医生惊呼，几年后可能失明会大量暴发。这并不是危言耸听，目前在眼科就诊的病人五成以上都有长期看手机或者LED屏幕的习惯。尤其是夜晚，周围环境较暗，这时候屏幕亮光相对比较亮，眼部瞳孔放大，眼睛就会出现发干、发涩的情况。时间久了，就会导致视网膜病变。出现视力障碍、视野缺损、视网膜脱离、玻璃体有血迹等症状，甚至可能引发黄斑部水肿，导致眼睛永久伤害。而且不分场合，甚至过马路、上电梯也低头玩手机极易引发突发性事故。相关的恶性事件屡见报端。确实需要警醒了！

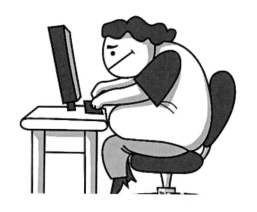

除了手机，耳机也成了许多年轻人的日常标配。马路上，地铁里，跟着耳机摇头晃脑，沉浸在自己世界里的年轻人越来越多。甚至许多中学生都开始每天长时间佩戴耳机。他们不知道，与扩音喇叭相比较，耳机的振动片更靠近耳膜，对耳朵伤害也更直接。人戴上耳机后，外耳处于闭塞状态，如果声音开得过大，声音直接进入内耳，集中传递到很薄的耳膜上，对耳膜造成冲击。如果长时间戴耳机、特别是在嘈杂的环境，需要把音量开大来抵消外界声音，更是雪上加霜。轻者引起耳鸣、耳闷胀感、听力下降，重者会头痛、恶心。长此以往，容易出现注意力不集中、思维反应减慢、记忆力减退，甚至出现烦躁不安、缺乏耐心等异常心理和情绪反应。尤其对于低年龄段的儿童，会造成永久性伤害。

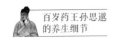
5. 吃喝喜怒都要有所节制

原文 仍莫强食，莫强酒，莫强举重，莫忧思，莫大怒，莫悲愁，莫大惧，莫跳踉，莫多言，莫大笑；勿汲汲于所欲，勿悁悁怀忿恨，皆损寿命。

——《备急千金要方·养性·道林养性第二》

解读 养生说起来很简单，无非是有所节制而已。饮食上，吃到八分饱，喝到微醺，适可而止。过饱则脾胃受伤，大醉则伤肝。情志上，大喜、大怒、忧思、悲愁、恐惧、忿恨都是过度的刺激，要尽量避免。起居上，抬举重物、蹦蹦跳跳、喋喋不休、孜孜以求都是需要加以小心的事情，过则伤身。

6. 任性只能得一时痛快

原文 若夫人之所以多病，当由不能养性。平康之日，谓言常然，纵情恣欲。心所欲得，则便为之。不拘禁忌，欺罔幽明，无所不作。自言适性，不知过后——皆为病本。

——《旧唐书·孙思邈传》

解读 中医学把导致人生病的因素归纳为在外的气候变化、在内的情志刺激和意外三种因素。而这三种病因之所以能造成后果，根本原因还在于平时不注意保养，怎么高兴怎么做，丝毫不顾忌身体的承受能力。自以为这样才是顺应了天性，却不知道总有一天，随着年纪的渐长，气血的衰退，这些不良的生活习惯都会成为生病的根源。

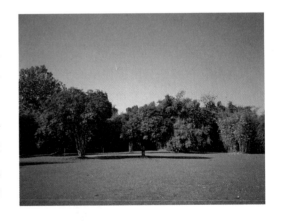

7. 人活于世要心存畏惧

原文　天有盈虚，人有屯危，不自慎，不能济也。故养性，必先知'自慎'也。慎，以'畏'为本，故士无畏，则简仁义；农无畏，则堕稼穑；工无畏，则慢规矩；商无畏，则货不殖；子无畏，则忘孝；父无畏，则废慈；臣无畏，则勋不立；君无畏，则乱不治。是以，太上畏道、畏天，其次畏物，其次畏人，其次畏身。

——《旧唐书·孙思邈传》

解读　人生活在天地之间，而天地尚且有不测风云，人也难免有旦夕祸福。养生，首先要有一颗时刻警惕的心，对各种危险有所警觉从而做事慎重。要做到慎重，就要有一颗敬畏的心。人在社会生活中都扮演着种种角色，不管哪一种角色都离不开敬畏之心。读书人不敬畏就不讲仁义，农民不敬畏就不会好好种庄稼，工匠不敬畏就不好好干活，商人不敬畏就不好好做生意。子女不敬畏就不会孝顺父母，父母不敬畏就不会爱护子女，臣子不敬畏就不会忠于职守，君主不敬畏就不能治理国家。所以，圣人都是对天地万物，对其他人，对自己的身体都怀有敬畏之心的，这样才能对养生从内心抱有足够的重视，认真学习，积极实践，得享天年。

8. 养生之道说来也简单

原文　论曰：神仙之道难致，养性之术易崇。故善摄生者，常须慎于忌讳，勤于服食，则百年之内，不惧于夭伤也。

——《千金翼方·养性·养性禁忌第一》

解读　人要修炼到长生不老的成仙状态是不可能的，但要保养身心健康长寿还是能做到的。关键的两点：一是有害身心的事情要谨慎避免，二是充分利用药物治疗疾病延缓衰老。

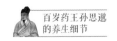

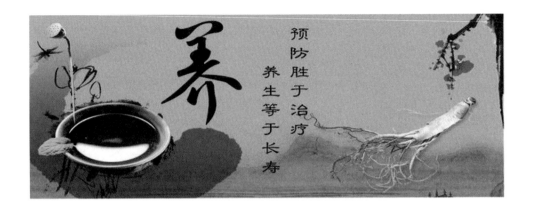

三、对于疾病也要先发制人

1. 了解自然规律，顺应自然规律

原文 论曰：《易》称天地变化，各正性命。然则变化之迹无方，性命之功难测。故有炎凉寒燠，风雨晦冥，水旱妖灾，虫蝗怪异。四时八节，种种施化不同，七十二候，日月运行各别。终其晷度，方得成年，是谓岁功毕矣。天地尚且如然，在人安可无事？故人生天地之间，命有遭际，时有否泰，吉凶悔吝，苦乐安危，喜怒爱憎，存亡忧畏，关心之虑，日有千条，谋身之道，时生万计，乃度一日。是故天无一岁不寒暑，人无一日不忧喜。故有天行瘟疫病者，即天地变化之一气也。斯盖造化必然之理，不得无之。故圣人虽有补天立极之德，而不能废之。虽不能废之，而能以道御之。其次有贤人，善于摄生，能知撙节，与时推移，亦得保全。

——《备急千金要方·伤寒方上·伤寒例第一》

解读 人禀受天地之气而生，自然界一年之中常常变化，有炎热寒凉，有昼夜交替，有刮风下雨，有水旱蝗虫，各种灾异。人也一样，不免各种遭遇。有时幸运有时倒霉，有时安乐有时愁苦，又有种种的喜怒无常爱恨交加。一天之中，也是忙不完的挂虑筹谋。天地没有一年不是寒来暑往，人没有一天不是喜忧参半。常常发生的传染病，也是天地变化的一种形式，是必然的不可或缺的，圣人也无法避免它的发生。圣人虽然没有能力阻止各种疾病的发生，却通晓天地间的法则从而去防御它。贤人能力更差一等，还不能自如地运用天地法则，但他们善于保养身心，也了解四时更迭的规律，能够主动地适应天地间的规律，调整自己，保全性命。

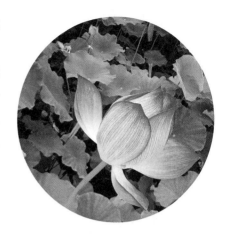

2. 人的身体就像一个国家

原文 抱朴子曰：一人之身，一国之象也。胸腹之位，犹宫室也；四肢之列，犹郊境也；骨节之分，犹百官也。神犹君也，血犹臣也，气犹民也，知治身则能治国也。夫爱其民，所以安其国；惜其气，所以全其身。民散则国亡，气竭则身死。死者不可生也，亡者不可存也。是以至人消未起之患，治未病之疾。医之于无事之前，不追于既逝之后。夫人难养而易危也，气难清而易浊也，故能审威德所以保社稷，割嗜欲所以固血气，然后真一存焉，三一守焉，百病却焉，年寿延焉。

——《备急千金要方·养性·养性序第一》

解读 中医学自古有"用药如用兵，治国如治身"的比喻。我们整个身体就如同一个国家，胸腹部藏着重要脏器，像王宫一样是要害所在；四肢远离心脏等器官，像远离中心的郊区；神就像是君王主宰着整个国家，而血就像是臣子帮助君王治理国家，气充斥全身就像百姓是国家的主体，所以懂得养生的道理就能治理好国家。爱护真气就能保全身体，爱护百姓就能安定国家。百姓流散国家消亡，气血衰竭身心灭亡。人死不可以复生，国亡不可以复存。因此，养生如同治国，一定要在灾祸尚未发起的时候就重视防患，在疾病尚未形成的时候就预先治理。这就是中医学"不治已病治未病，不治已乱治未乱"的养生主旨。

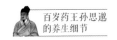

人时时处在复杂的自然环境和社会环境之中，身体容易遭受危险难以养护，一旦疾病形成再去治疗，情形就像《黄帝内经》中所说的"口渴了才去打井，战争打起来了才去铸造兵器"一样。古代有智慧的圣人懂得这个道理，所以一再强调，在疾病还没有造成严重后果的时候就要注重密固血气保养身体，节制欲望保存精神，预防疾病，延年益寿。

3. 居安思危不忘艾灸

原文　凡人自觉十日以上康健，即须灸三数穴以泄风气。每日必须调气补泻，按摩导引为佳。勿以康健便为常然，常须安不忘危，预防诸病也。

　　　　　　　　　　　　　——《备急千金要方·养性·居处法第三》

解读　居安思危、常常谨慎是养生最需要保持的心态。孙思邈告诉我们，日常要注意预防疾病，千万不能大意。但凡自己感觉很好很健康的日子超过了十天以上，就要提高警惕了。即使没有哪里不舒服，也要用艾灸一灸。最好每天都坚持按摩导引来调整身体气机，防止病证产生。不能认为现在又没生病干吗要做多余的事？

现代很多文明病都由久坐不动而来，如血栓，防止血栓只要一个"动"字。血栓通俗地说就是"血块"，它像塞子一样堵塞了身体各部位血管的通道，导致相关脏器没有血液供应，甚至造成突然死亡。血栓在脑部血管产生就导致脑梗死，血栓在冠状动脉产生就形成心肌梗死，血栓堵塞到肺部就是"肺栓塞"。心肌梗死、脑梗死、下肢血管病等，都是血栓对人体造成的严重伤害。最令人震惊的是，99%的血栓是没有任何症状及感觉的，甚至到医院心脑血管专科做常规检查，血脂、血压、心电图等一切指标正常，却在人们不知不觉或自以为心脑血管没问题的情况下突然发生。

血栓性疾病包括动脉血栓和静脉血栓，动脉血栓相对更常见一些，但静脉血栓曾经被认为是少见病，一直未能引起足够的重视。"血栓是全球前三位的致死性心血管疾病——心肌梗死、脑卒中和静脉血栓栓塞症的共同发病机制。前两者的严重程度已被公众广泛了解，虽然静脉血栓栓塞症位列第三大心血管杀手，但遗憾的是公众知晓率却很低。"静脉血栓形成有三大主要因素，血流缓慢、静脉壁损伤、血液高凝状态。静脉曲张的病人、高血糖高血压血脂异常的病人、感染的病人、长期久坐久站的人、孕妇等都是静脉血栓的高危人群。发生静脉血栓后，轻者静脉出现发红、肿胀、发硬、结节、痉挛性疼痛等症状。严重者发展为深静脉炎，患肢皮肤出现褐色红斑，继而紫暗红肿、溃烂，肌肉萎缩坏死，周身发热，患肢剧烈疼痛，最后可能面临截肢。

世界卫生组织提醒，连续4个小时不运动就会增加患静脉血栓风险。所以，要远离静脉血栓，"动"是最有效的防控措施。过去医学界认为，乘坐长途飞机与深静脉血栓发病关系密切，而最新研究发现，长时间坐在电脑前也已成为发病的一大诱因，医学专家把这种病称作"电子血栓"。坐在电脑前90分钟以上，会导致膝部血液流动减少50%，从而增加了血栓形成的几率。伦敦血液病学专家贝弗利·亨特教授建议，使用电脑1小时就应该休息片刻，起身走动，伸伸胳膊踢踢腿，活动踝关节，拉伸小腿肌肉。最好能配合练习中医导引按摩。

四、养生说来简单，做到不容易

1. 克服5种困难才能养生

原文　嵇康曰：养生有五难：名利不去，为一难；喜怒不除，为二难；声色不去，为三难；滋味不绝，为四难；神虑精散，为五难。五者必存，虽心希难老，口诵至言，咀嚼英华，呼吸太阳，不能不回其操，不夭其年也。五者无于胸中，则信顺日跻，道德日全，不祈善而有福，不求寿而自延。此养生之大旨也。

——《备急千金要方·养性·养性序第一》

解读　嵇康认为养生有5种难以克服的困难：第一不能忘记名利，第二不能控制喜怒等过激的情绪，第三不能戒除过度的歌舞娱乐和女色，第四不

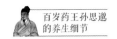

能饮食清淡，第五过分思虑导致精神涣散。这5种情况存在的话，即使心中明明希望长寿，口里也时常念诵养生名言并细细体会，吃着补益的良药，呼吸沐浴着阳光空气，也不能达到健康长寿的目的。如果一个人可以做到心中没有这"五难"，那么养生的信心就会日益增强，践行大道的作为就会逐渐完善。不用刻意去祈求美满就能获得幸福，不必苦心去经营养生即可健康长寿。

稽康是三国曹魏时期的著名思想家、音乐家、文学家，当时名士团体"竹林七贤"的精神领袖。他十分注重养生，曾作《养生论》，提出导养得理可以尽享天命的观点。而同为七贤之一的向秀对文中的一些观点不大赞成，认为"绝五谷，寡情欲"等养生方法违反情理丧失本性，这样即使长生也没有人生的快乐。因此写《难养生论》一篇与稽康探讨。稽康针对向秀的观点，又作《答难养生论》，提出名利思想过重、情绪不稳、贪恋声色、嗜食肥甘、心神不宁是影响养生的五大因素，如果能够克服，养生就是自然而然的结果，而不必去刻意追求。

人人都追求健康长寿，但养生的关键在于心性的修养。《黄帝内经》认为心主神明，为君主之官，主宰着全身功能活动。主明则下安，以此养生则寿；主不明则十二官危，以此养生则殃。"主明"和"主不明"说的是心性的平和，所谓"恬淡虚无，真气从之"。心平则气和，心性保持平静和缓从容的状态，则气的运行和谐顺畅，该升的升该降的降。气像元帅一样统领着血的运行，气一顺血就顺，全身气血和顺，百病不生。这就好比一杯水，你不停地搅动，沉淀物上下翻滚，水就会变得浑浊。不搅动，杂质慢慢沉入水底，水就会变得清澈起来。

人身处社会之中，世事纷烦，要保持心境的平和谈何容易。孙思邈引稽康的话提出这五个有代表性的难题，也是养生道路上必须战胜的拦路虎。

首先是名利，个人的名誉地位和物质利益诱惑足以改变人的人生观、价值观。多少人为争名逐利，挖空心思，日夜钻营，甚至不择手段，导致心劳日拙、百病丛生。

喜怒等情绪是正常的生理现象，但过喜则伤心，使人心神不安，甚至语无伦次，举止失常。"范进中举"就是典型。过度喜悦还能引起心跳加快，头目眩晕而不能自控，某些冠心病病人亦可因过度兴奋而诱发心绞痛或心肌梗死。而愤怒尤其伤人，怒火内生，向上搏击，常常导致眩晕、头痛、心烦呕逆等症出现，有的人视力、听力急剧下降，以至失明、耳聋；有的人发怒后，大量脱发。肝藏血，肝气上逆则血也随气上升，可以出现面红耳赤、胸胁疼痛、呼吸气粗等症状，严重的还可能吐血、呕血、昏厥。怒发冲冠的情绪对老年人危害更大，极易诱发脑出血或严重心律失常、心绞痛及心肌梗死。

"食色性也"，贪恋感官的欢娱和口腹之欲是人的天性。但娱乐无度、房事不节必然损精耗气，造成百病缠身、未老先衰的恶果。嗜食膏粱厚味，美酒佳肴，整天大鱼大肉，无所顾忌，极易引起脂肪肝、高血压、高脂血症、动脉硬化、冠心病、糖尿病、胆石症等疾病。

"神虑精散"即思想负担太重或脑力劳动过度，以致耗精损神，引起疾病。整天斤斤计较，患得患失，使生理失常，不堪重负，免疫力自然下降，疾病便乘虚而入。

人要想健康长寿，就要注重心性修养，去名利，除喜怒，去声色，绝滋味，少思虑。光认识到养生的紧迫性还不够，还要对养生的艰巨性有充分的思想准备，克服天性中的贪婪自私，才能下定养生保生的决心。正如《红楼梦》中的"好了歌"所唱：

世人都晓神仙好，只有功名忘不了！

古今将相今何在？荒冢一堆草没了！

世人都晓神仙好，只有金银忘不了！

终朝只恨聚无多，及到多时眼闭了！

世人都晓神仙好，只有姣妻忘不了！

君生日日说恩情，君死又随人去了！

世人都晓神仙好，只有儿孙忘不了！

痴心父母古来多，孝顺儿孙谁见了！

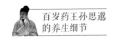

五、知道不如做到

1. 老寿星的长寿秘诀

原文 魏武与皇甫隆令曰：闻卿年出百岁，而体力不衰，耳目聪明，颜色和悦，此盛事也。所服食、施行、导引，可得闻乎？若有可传，想可密示封内。隆上疏对曰：臣闻天地之性，唯人为贵；人之所贵，莫贵于生。唐荒无始，劫运无穷。人生其间，忽如电过。每一思此，惘然心热。生不再来，逝不可追，何不抑情养性以自保惜？今四海垂定，太平之际，又当须展才布德，当由万年；万年无穷，当由修道；道甚易知，但莫能行。

——《备急千金要方·养性·养性序第一》

解读 皇甫隆是三国时期魏国著名的老寿星，虽已100多岁仍然精力充沛，耳聪目明，面色红润。曹操特意向他请教长寿秘诀，并交待要写成文章密封好悄悄送给他阅读。皇甫隆说：天地万物之中，最宝贵的是人，而人最宝贵的就是生命。和宇宙中无垠的时间和空间相比起来，人的生命就像一道闪电只有瞬间的存在。如果真正从内心明白了生命易逝并且逝不再来的道理，才能控制调养自己的性情，以保全生命。这样的道理说起来虽然简单，但是能做到的人并不多。

知易行难是人的通病，尤其在养生方面，人人都希望健康长寿，但实际上人们却很难去贯彻养生理念，更难以保养生命为出发点安排自己的生活。我们在幼儿园就知道"早睡早起身体好"，但长大后有几个人能做到呢？东汉张仲景因为亲见众多族人被疾病夺去生命，立志救助，苦心学习，终成一代医圣。他对世人只求名利不惜生命的现象痛心疾首，斥责这种行为是舍弃根本追逐毫末，皮之不存，毛将焉附？

平时不注重保养，大病缠身的时候才惊恐万分；病急乱投医，甚至将希望寄托巫祝，直到最后束手受败，这是我们大多数人的常态。

2. 省着点用得更长

原文　老子曰：人生大限百年，节护者可至千岁。如膏用小炷之与大炷，众人大言而我小语，众人多繁而我小记，众人悖暴而我不怒。不以事累意，不临时俗之仪。淡然无为，神气自满。

——《千金翼方·养性·养性禁忌第一》

解读　尽管千百年来修道之人固执地认为，人可以通过努力实现长生不老的目标，但红尘滚滚，世人终究不能逃脱生老病死的自然规律。人的自然寿命到底是多少岁？《黄帝内经》里说的百年只是一个概数，现实生活中，活过100岁的老人并不罕见，孙思邈本人就是141岁高寿。根据生物学原理，哺乳动物的寿命是生长期的5~7倍，人的生长期是从最后一颗牙齿长出来的时间（20~25岁）开始计算的，因此人的寿命最短100岁，最长175岁。也有科学家根据细胞增殖界限理论认为，人的寿命＝细胞周期*传代数，人的细胞周期为2年，传代数是40~60次，所以人的寿命应该在80~120岁。这个提法和实际生活很贴近，受到广泛认可。综合几种科学理论可以发现，人的终极寿命最长175岁最短80岁，相差一倍多。更不用说现实生活中，很多人四五十岁就开始衰老生病，六七十岁已经老态龙钟甚至撒手人寰。

所以尽管长生不老的目标还十分遥远，我们却可以爱惜保养生命，使之尽可能延长。人的一生犹如一支蜡烛，总有燃尽熄灭的时候，但是用粗灯芯点大火苗可能一会儿就油尽灯灭，而用细灯芯点小火苗就可以更长久。别人大声说话而我轻言细语，别人陷于事务而我简单直接，别人常常暴怒而我心平气和。不为任何事情烦心，淡然处之，随遇而安，这样神气被消耗得就少，生命的长度就增加了。

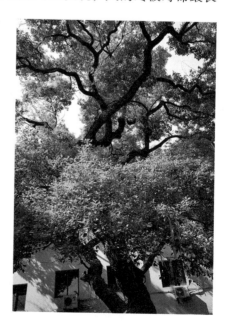

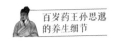

第二节
生命之初，养生之始

一、养生从保胎开始

1. 堕胎药物千万小心

原文 水银：味辛，寒，有毒。主疥瘘，痂疡，白秃，杀皮肤中虱，堕胎。
——《千金翼方·本草上·玉石部中品》

代赭：味苦甘，寒，无毒。主鬼疰，贼风蛊毒，杀精物恶鬼，腹中毒邪气，女子赤沃漏下，带下百病，产难，胞衣不出，堕胎。

粉锡：味辛，寒，有毒。主伏尸毒螫，杀三虫，去鳖痕，疗恶疮，堕胎，止小便利。
——《千金翼方·本草上·玉石部下品》

解读 水银，即是化学元素的汞，有"姹女""铅精""流珠""灵液"等别称，是常温常压下极少数以液态存在的金属，常温下即可蒸发，汞蒸气和汞的化合物多有剧毒（慢性）。汞在自然界中分布量极小，被认为是稀有金属。天然的硫化汞又称为朱砂，由于色泽鲜红，很早就被用作红色颜料。殷墟出土的甲骨文上涂有丹砂，证明我国在很早以前就使用了天然的硫化汞。在汉代之前水银开始用作药物和雄黄等混合，治疗疥疮、

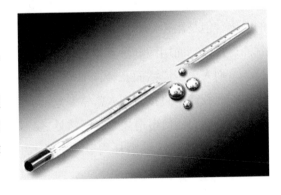

癣、痔、白癜风、狐臭等疾病。人们也很早就认识到水银的毒性，历代本草书中都注明不可误服。

代赭石，又称阳石，是赤铁矿矿石，具有平肝潜阳、重镇降逆、凉血止血的功效。常用于肝阳上亢而致的头晕目眩、脑胀耳鸣、癫狂惊痫、呕吐呃逆、咳嗽气喘、吐血鼻衄、崩漏便血等证。因为其性重镇下坠，孕妇忌用。

粉锡即铅粉，又称解锡、铅华、胡粉、定粉、官粉等。气味辛、寒，古时常用以治疗痢疾泄泻、跌打损伤、恶疮及腹中鳖瘕等。鳖瘕是腹中有硬块，肿起外突，如鳖伏身。古时又称铅能"伏五尸"，伏尸是指一类疾病，这类疾病通常隐伏在人五脏内，多年不除，没有发作的时候，人身体平和看似正常，一旦发作，就会出现心腹刺痛、胀满喘急等各种证候。五尸的病象中，有些类似现在所说的癌症。古代所谓的"癥瘕"，也有的类似癌症，而粉锡是古代治疗癥瘕的要药之一。所以，粉锡是否与治癌有关，是值得探讨的。但铅是重金属，长期服用容易引起铅中毒，也可伤胎。

2. 植物药也可能堕胎

原文　乌头：味辛甘，温，大热，有大毒。主中风，恶风，洗洗出汗，除寒湿痹，咳逆上气，破积聚寒热，消胸上痰……又堕胎。

附子：味辛甘，温，大热，有大毒。主风寒咳逆，邪气，温中，金疮，破癥坚积聚，血瘕，寒湿痿躄拘挛，膝痛脚疼，冷弱不能行步……又堕胎。

半夏：味辛，平，生微寒熟温，有毒。主伤寒寒热，心下坚，下气，喉咽肿痛，头眩，胸胀咳逆，肠鸣，止汗……堕胎，疗萎黄，悦泽面目。

——《千金翼方·本草中·草部下品》

槐实：味苦酸咸寒，无毒。主五内邪气热，止涎唾，补绝伤，五痔火疮，妇人乳瘕，子脏急痛……又堕胎。

桂：味甘辛，大热，有小毒。主温中，利肝肺气，心腹寒热，冷疾，霍乱转筋，头痛腰痛，出汗，止烦止唾，咳逆鼻衄，能堕胎。

——《千金翼方·本草中·木部上品》

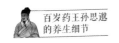
牛膝：为君，味苦酸，平，无毒。主寒湿痿痹，四肢拘挛，膝痛不可屈伸，逐血气，伤热火烂，堕胎。

——《千金翼方·本草上·草部上品》

通草：味辛甘，平，无毒。主去恶虫，除脾胃寒热，通利九窍、血脉、关节，令人不忘，疗脾疸，常欲眠，心烦，哕出音声……堕胎，去三虫。

——《千金翼方·本草上·草部中品》

解读 妊娠期用药应格外小心，除矿物类药物外，草本类的药物，有的毒性较大，有的虽然无毒或毒性小，但有坠下的作用，也要避忌。如乌头和附子，中药乌头为毛茛科植物，母根叫乌头，因为形状像乌鸦的头。子根极像孩子依附母亲所以叫附子。乌头能散经络之寒而止痛，适用于风湿、类风湿关节炎等；附子补火助阳、除湿止痛，主治亡阳欲脱、肢冷脉微、心腹冷痛、吐泻久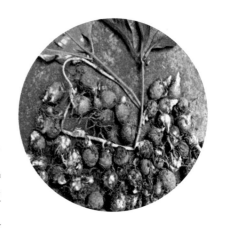痢、阴寒水肿等。乌头、附子都有大毒，乌头分川乌、草乌，草乌毒性更大，仅服1g即可引起中毒，古时用草乌取汁涂箭头做毒箭。现代两种药物中毒多与超量、生用、配伍不当或与酒同用有关。表现症状为口舌、四肢及全身发麻、头晕、耳鸣、言语不清及心悸气短、面色苍白、四肢厥冷、腹痛腹泻等症，可用蜂蜜冲服或饮绿豆汤解毒。所以必须经过炮制才可内服，煎药时要单独先煎1小时再入其他药同煎。

半夏，生于夏至日前后，这时夏天已经过了一半，故名半夏。有燥湿化痰、降逆止呕、消痞散结的作用，用于风痰眩晕、痰厥头痛、呕吐反胃、胸脘痞闷、梅核气等，生用外治痈肿痰核。半夏临床须炮制后使用，生半夏具有神经毒性，还有对局部黏膜强烈刺激性、肾毒性、妊娠胚胎毒性、致畸作用等。孕妇忌用。

槐实就是槐角，槐树的成熟果实。气味苦、寒，无毒，是一味常用的凉血止血药，多用于吐血、衄血、崩漏等热证出血，尤其对痔疮出血、便血有特殊疗效。另外还有保护皮肤、乌发护发、延缓衰老的作用。孕妇慎用。

中药的"桂"有桂枝和肉桂两种。肉桂和桂枝虽同属于肉桂树的产物，但在中药里，由于各自的药用部位不同，其性味、功能、主治与临床应用也不尽相同。肉桂是指将其树皮去除最外层栓皮后的树干皮，也就是桂树的老皮，而桂枝则是带木质心的嫩枝。两者虽然都能助阳散寒、温经通脉、止痛，都可治疗脘腹冷痛、风寒湿痹、阳虚水肿以及经寒血滞引起的痛经、经闭、月经不调等证。但两者的药性是有区别的，肉桂性热，归心、肝、肾、脾经，药力强专门走里，多用来治疗阳衰和里寒重证；而桂枝性温，归心、肺、膀胱经，药力缓既走表又走里，多治阳衰和里寒轻证，又能发汗解表，治风寒感冒。肉桂和桂枝都是辛散药，能通子宫而破血，有堕胎作用，孕妇慎用。

牛膝因形状像牛的膝关节而得名，味苦、甘、酸，性平偏凉，走下焦，入肝、肾二经，有祛瘀通经、补肝肾、强筋骨、利尿通淋、引血下行等作用。药性善于走下，临床多用来治疗肾虚腰腿疼、膝关节疼痛不能屈伸等。引气血下行的作用很强，又可以治疗女子月经闭枯、催生下胎以及通利小便等。现代药理发现，其所含的皂苷对子宫有收缩作用，故用于中期妊娠引产，效果显著。

通草味甘、淡，性微寒，归肺、胃、肾、膀胱经。这味药也是走下的，有清热利水、下乳通窍的作用，主治小便不利、水肿、黄疸、乳汁不下、经闭带下等病证。孕妇慎用。

3. 动物药的堕胎作用

原文 牛黄：味苦，平，有小毒。主惊痫寒热，热盛狂痉，除邪逐鬼。疗小儿百病，诸痫热，口不开，大人狂癫。又堕胎。

麝香：味辛，温，无毒。主辟恶气，杀鬼精物，温疟，蛊毒，痫痉，去三虫。疗诸凶邪鬼气，中恶，心腹暴痛胀急，痞满风毒，妇人产难，堕胎。

——《千金翼方·本草中·人兽部》

解读 牛黄就是牛的干燥胆结石。具有清心解毒、开窍豁痰、息风定惊的功能。常用于治疗热病神昏、中风痰迷、惊厥抽搐、咽喉肿痛、口舌生疮、痈肿疔疮等证。但是天然牛黄非常稀缺，难以满足需要。目前临床多用人工牛黄、培植牛黄和体外培育牛黄替代。人工牛黄由牛胆粉、胆酸、猪去氧胆酸、牛磺酸、胆红素、胆固醇、微量元素等加工制成，为黄色疏松粉末，疗效不及天然牛黄。牛黄苦寒，孕妇忌用。

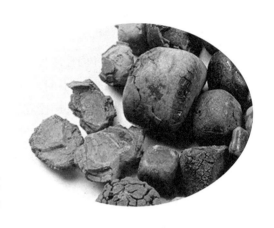

麝香是我国特产的一种名贵药材，来源为麝科动物，如林麝、马麝或原麝等成熟雄体香囊中的干燥分泌物。药性辛温，入心、脾、肝经，有开窍、活血、散结、止痛的功效，主治中风、痰厥、惊痫、中恶烦闷、心腹暴痛、跌打损伤、痈疽肿毒。麝香也是配制高级香精的重要原料，在上等墨水与颜料中加少许麝香写字、作画，不仅芳香清幽，还可长期保存，防腐防蛀。麝香能很快进入肌肉及骨髓，充分发挥药性，西药也用作强心剂、兴奋剂等急救药。麝香性温芳香走窜，中医认为其有破血化瘀的功效，孕妇不宜食用。现代药理实验也表明，天然麝香对子宫有明显的兴奋作用，可促使子宫收缩力逐渐增强，对妊娠后期的子宫作用更为明显。孕妇禁用含麝香的膏药、香水、化妆品，以免影响胎儿。

原文 蚱蝉：味咸甘，寒，无毒。主小儿惊痫，夜啼癫病，寒热惊悸，妇人乳难，胞衣不出。又堕胎。

水蛭：味咸苦，平，微寒，有毒。主逐恶血，瘀血月闭，破血瘕，积聚，无子，利水道及堕胎。

石蚕：味咸，寒，有毒。主五癃，破石淋，堕胎。

——《千金翼方·本草下·虫鱼部》

解读 蚱蝉，俗称知了，清热、息风、镇惊，用以治小儿惊风、癫痫、夜啼。同时又有下乳堕胎的作用。

水蛭，俗名蚂蟥，是传统的特种药用水生动物。公元1500年前，埃及人首创水蛭放血疗法，到上世纪初，欧洲人更迷信水蛭能吮去人体内的病血，不论头痛脑热概用水蛭进行吮血治疗。后来随着医学的发展，水蛭对心血管、肿瘤等新用途受到人们广泛的关注。我国早在两千年前的《神农本草经》中就有利用蚂蟥治病的记载。中医认为其有破血、逐瘀、通经的作用，可以治疗蓄血、癥瘕、积聚、闭经、干血成痨、跌仆损伤等。水蛭有抗早孕作用，对各个时期的妊娠，包括着床和早、中晚期都有终止妊娠作用，但对早期妊娠作用最明显。

石蚕：又名沙虱，石蠹虫，石下新妇。是昆虫石蛾或其近缘昆虫的幼虫。味咸性寒，有毒。入肾、膀胱二经。有利水除热、内解结气的功效。用以治疗癃闭、尿结石、石淋等病症。孙思邈认为有堕胎作用，孕妇慎服。

4. 药物的安胎作用

原文 蛇含：味苦，微寒，无毒。主惊痫，寒热邪气，除热，金疮疽痔，鼠瘘恶疮头疡。疗心腹邪气，腹痛，湿痹，养胎，利小儿。

——《千金翼方·本草中·草部下品》

椋子木：味甘咸，平，无毒。主折伤，破恶血，养好血，安胎，止痛，生肉。

——《千金翼方·本草中·木部中品》

大、小蓟根：味甘，温。主养精保血。大蓟主女子赤白沃，安胎。

——《千金翼方·本草上·草部中品》

桑上寄生：味苦甘，平，无毒。主腰痛，小儿背强，痈肿，安胎，充肌肤，坚发齿，长须眉。

——《千金翼方·本草中·木部上品》

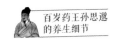

白胶：味甘，平，温，无毒。主伤中劳绝，腰痛羸瘦，补中益气，血闭无子，止痛安胎。

阿胶：味甘，平，微温，无毒。主心腹内崩劳极，洒洒如疟状，腰腹痛，四肢酸疼，女子下血，安胎。

黑雌鸡：主风寒湿痹，五缓六急，安胎。

——《千金翼方·本草中·人兽部》

解读 药物可以堕胎也可以安胎。蛇含，又名蛇衔草。相传过去有一位老农耕地，遇见一条蛇受了伤，这时另一条蛇衔来一棵草放在伤蛇的伤口上，过了一天，伤蛇就康复。老农拾取那棵草其余的叶子治疗创伤，也全都治愈。全草供药用，有清热、解毒、止咳、化痰之效，可治高热惊风、疟疾、肺热咳嗽、疮疖肿毒、咽喉肿痛、风火牙痛、带状疱疹、目赤肿痛等。捣烂外敷治疮毒、痈肿及蛇虫咬伤。也可用于月经不调、止痛安胎。

椋子木别名松杨、凉木，可入药，有养血、安胎、活血、止痛功效。

蓟是菊科植物，花语是谨慎、严谨、稳重、默默的爱，苏格兰的国花就是蓟。大、小蓟外观的主要区别是大蓟茎粗小蓟茎细。大、小蓟地上部分作药用。性味甘、苦、凉，归心、肝经，有凉血止血、祛瘀消肿的功效。其根味甘性温，有保精养血的功效。大蓟可用于治疗女子赤白带下，且可安胎。

桑上寄生，即桑寄生，味苦、甘，性平，归肝、肾经。补肝肾、强筋骨、祛风湿、安胎元。用于风湿痹痛、腰膝酸软、筋骨无力、崩漏经多、妊娠漏血、胎动不安和高血压等。

白胶即鹿角胶，是雄鹿已骨化的鹿角经水煮熬、浓缩制成的固体胶。味甘、咸，性温，归肝、肾经。温补作用极强，偏于补阳，能补益精血、安胎止血。可用于虚劳羸瘦、头晕耳鸣、腰膝酸软、阳痿滑精、宫寒不孕、胎动不安、崩漏带下等。

阿胶，又叫驴皮胶，是驴的皮经煎煮、浓缩制成的固体胶。味甘，性平，归肺、肝、肾经。功能补血滋阴、润燥止血。用于血虚萎黄、眩晕心悸、肌痿无力、心烦不眠、虚风内动、肺燥咳嗽、劳嗽咯血、吐血尿血、便血崩漏、妊娠胎漏等。

鸡肉常用作食疗，有温中益气、补精添髓的功效，常用于虚劳羸瘦，胃呆食少，妇女崩漏带下、产后乳少，病后虚弱。鸡的雌雄和颜色不同功效上也有些差异。如《神农本草经》中就记载，丹雄鸡补虚温中、止血杀毒，主治妇女崩漏、赤白带下。而黑雌鸡祛风胜湿安胎，主治风寒湿导致的痹证（肌肉、筋骨、关节等酸痛、麻木、重着、伸屈不利，甚或关节肿大灼热等）以及胎动不安。孙思邈引用了这种说法。"五缓六急"指的是痹证的成因，因为五脏不和导致筋脉弛纵，因六腑不和导致筋脉拘急。另外，唐代的《食疗本草》认为乌雌鸡除安胎外，还可以治反胃、腹痛、乳痈等。

二、十月怀胎，一刻不能马虎

1. 保胎习俗有真有假

原文 论曰：儿在胎，日月未满，阴阳未备，腑脏骨节皆未成足，故自初讫于将产，饮食居处，皆有禁忌。妊娠食羊肝，令子多厄。妊娠食山羊肉，令子多病。妊娠食驴马肉，延月。妊娠食骡肉，难产。妊娠食兔肉、犬肉，令子无音声及缺唇。妊娠食鸡子及干鲤鱼，令子多疮。妊娠食鸡肉、糯米，令子多寸白虫。妊娠食椹并鸭子，令子倒出，心寒。妊娠食雀肉并豆酱，令子满面多䵟䵟黑子。妊娠食雀肉、饮酒，令子心淫情乱，不畏羞耻。妊娠食鳖，令子项短。妊娠食冰浆，绝胎。

——《备急千金要方·妇人方上·养胎第三》

解读 早在一千多年前的唐代，作为苍生大医的孙思邈就认识到了妇女及妊娠问题的重要性。把妇科卷放在《千金方》整本书的最前面，认为妇女的病证比男子复杂十倍，也更难以治疗。又将"求子篇"放在"妇人卷"的最前面，认为胎产从求子开始。还提出求子不易，妇人在妊娠时务必要以养胎保胎为要。

我国古代素有"怀孕禁忌"的习俗。重视孕妇的保健，注意妊娠期间的禁忌，能避免不良因素的刺激干扰，保障孕妇和胎儿健康。在所有的禁忌中，最重要的自然是饮食。很多孕妇往往在传统观念和现代理念的冲突中莫衷一是。

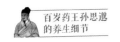

孙思邈谈到的孕妇饮食禁忌，可以分为两部分理解。一种是简单的"取象比附"，如吃兔子肉孩子会三瓣嘴，吃鳖肉孩子脖子短，吃雀肉孩子脸上生黑点，等等。这些禁忌是原始巫术思维的残留，不符合现代医学科学认识。

也有部分禁忌内容是长期生活经验的总结，和现代的营养理念一致。如早孕饮食宜清淡可口，忌食辛辣、油腻食物，可减少早孕反应。孕期忌食辣椒等热性香燥、有刺激性的东西，这是因为妇女怀孕时，体温相应增高，肠道比较干燥。香燥刺激的食物很容易消耗肠道水分，造成肠道干燥、便秘或粪石梗阻。肠道发生秘结后，孕妇必屏气解便，这样引起腹压增大，压迫子宫内的胎儿，易造成胎动不安、胎儿发育畸形、羊水早破等不良后果。这些禁嘴忌食有明显的保护妇幼的作用。

山羊肉、驴肉、马肉、雀肉、狗肉、鲤鱼肉等都是大辛大热的食物，妇女孕期机体处于阴血偏虚、阳气偏盛的状态，而辛热类食物不仅能助生胎热，还助阳动火，旺盛血行，损伤胎元，甚至迫血堕胎，所以孕期应避免或禁止食用。俗语将其归纳为"产前一盆火，饮食不宜温；产后一块冰，寒物要当心"。酒，特别是烈性白酒，为纯阳之物，能助火热，消胎气，影响胎儿的生长发育，甚至导致胎儿畸形，孕期应忌饮。孕期温性食物要禁忌，同样也要禁食生冷，尤其是冰冷的水，刺激肠胃，影响消化，损伤胎气。

2. 怀孕3个月看啥像啥？

原文 论曰：旧说凡受胎三月，逐物变化，禀质未定。故妊娠三月，欲得观犀象猛兽、珠玉宝物；欲得见贤人君子、盛德大师，观礼乐、钟鼓、俎豆，军旅陈设，焚烧名香；口诵诗书、古今箴诫；居处简静，割不正不食，席不正不坐；弹琴瑟，调心神，和性情，节嗜欲。庶事清净，生子皆良，长寿忠孝，仁义聪惠，无疾，斯盖文王胎教者也。

——《备急千金要方·妇人方上·养胎第三》

解读 古人认为胎儿在母体内能感受到外界各方面的变化。如司马迁《史记》里也曾记载周文王的母亲在怀孕时不看不好的颜色，不听淫秽的声音，不说狂傲的话语，不吃辛辣生冷的食品。据说有一天她到外面散步，正在浏览风光时，突然听到前方传来嘈杂的训斥人的声音，便对侍女说："我们掉头吧！我可不想让肚子里的孩子听到暴戾的声音。"周文王是历史上有名的好皇帝，据说他出生后"龙颜虎骨"，十分聪明，学习时能"举一反三"，长大之后更是"益行仁政，天下诸侯多从"。当时人们都认为是其母实行"胎教"的结果。

怀孕的前3个月，胎儿的身体构造与大脑发育才开始萌芽成长，是胎儿发展的关键时期。根据医学数据，在受孕成功后，有50%以上的受精卵无法最后诞生为可爱的婴儿，而是经历生化妊娠、流产、胎停、胎死等各种情形，其中大部分是染色体的问题，也就在自然进程中淘汰掉了，而这些意外情况80%发生在前3个月。所以民间有习俗，怀孕的头3个月不能向外公布，要胎儿稳定后才能说。所以这个时候的养胎是最重要的，一定要保证孕妇健康，使胎儿能正常生长发育，避免孕期中各种不利因素，防止流产、死胎、畸形等等。

孕妇除保证身体健康无病外，调摄精神尤为重要。古代有重男轻女的思想，认为如果希望生个男孩的话，孕妇应该多看一些和男性相关的事物，如犀牛、大象、军旅陈设等，孕期多接触品德高尚的正人君子，多看一些庄严肃穆的祭祀场景（俎豆是指祭祀的时候装盛食物用的礼器，古时候祭祀由男性完成）。这显然是带有封建迷信色彩的。我们现在知道，人的性别由染色体决定，胎儿的性别是受精卵产生时决定的，也就是说，一受孕胎儿的性别就固定了，此后是不受人的意志控制的。所以，古代医籍中一些所谓"转女成男"的方药也是没有科学依据的。

孙思邈在这里也提出了其他的胎教建议，在今天仍然有借鉴意义。比如，孕妇居住在简洁安静的环境里，经常诵读诗书，弹琴养心，保持精神愉悦安定，同时认真对待饮食，克制过分的嗜好，这些可以使孕妇气血平和，脏腑安定，给胎儿一个良好的发育环境。

3. 十月怀胎月月安胎法

原文　徐之才逐月养胎方：

妊娠一月，名始胚，饮食精熟，酸美受御，宜食大麦，毋食腥辛，是谓

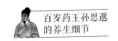
才正……一月之时，血行痞涩，不为力事，寝必安静，无令恐畏。妊娠一月，阴阳新合为胎，寒多为痛，热多卒惊，举重腰痛，腹满胞急，卒有所下，当预安之，宜服乌雌鸡汤……补胎汤：若曾伤一月胎者，当预服此方。

——《备急千金要方·妇人方上·养胎第三》

解读 怀孕1个月，卵子与精子结合成肉眼见不到的受精卵。受精后7～12天着床，受精卵就开始从母体吸取养分。怀孕1个月时的胎儿，全长只有7～8mm，重约1g，因此被称为胎芽，《千金方》中称"始胎"。这时五官方面，眼睛、鼻子、耳朵尚未形成，但嘴和下巴的雏形已经能看到了。身体分两大部分，非常大的部分为头部，有长长的尾巴，很像小海马的形状。手脚因为太小，肉眼还看不清楚。血液循环系统原型已出现，脑、脊髓神经系统器官原型也已出现；心脏的发育较显著，第2周末成形，第3周末起开始搏动；胎盘、脐带也开始发育。

所谓怀孕1个月，是从最后月经的第一天算起4周。这个时期大都不被发觉怀孕就过去了，即使经过内诊也不易察觉或确定。但到这个月的末期，子宫已稍微增大，基础体温也略有增高。这个时期的胎儿，状况非常不稳定，任何过于激烈的动作或刺激都会引起流产。如果因为抬举重物等发现下体有异常出血，就可能是先兆流产了，要及早安胎。可以服用药膳乌鸡汤补养气血，温中安胎。有过流产史的孕妇再次妊娠可以预先服用方药以预防再次流产。

怀孕第一个月是胚胎成形期，孕妇饮食上多吃大麦类的食物，少吃有腥味和辣味的东西，以熟食为主。生活上要避免劳累及心情不安或恐惧。此时睡得安稳很重要，除了环境安静之外，准爸爸也尽量不要去"打扰"准妈妈。

原文 妊娠二月，名始膏。无食辛臊，居必静处，男子勿劳，百节皆痛，是为胎始结……二月之时，儿精成于胞里，当慎护惊动也。妊娠二月始，阴阳踞经，有寒多坏不成，有热即萎。卒中风寒，有所动摇，心满，脐下悬急，腰背强痛，卒有所下，乍寒乍热，艾叶汤主之……若曾伤二月胎者，当预服黄连汤方。

——《备急千金要方·妇人方上·养胎第三》

解读 怀孕2个月的时候，胚胎不再是一团细胞了，这个时候的胚胎有躯体和尾巴，可以分辨出眼、手和脚，看起来已经很像宝宝了。这个月是胎儿器官分化和形成的主要时期。当2个月要结束的时候，手和脚已经成形，眼睛、耳朵、鼻尖和舌头等也已经成形了。基本上主要的身体器官在这个月都已经有了。《千金方》称作"始膏"，是胎儿开始形成的关键时期，要谨慎照护避免受到惊吓。准妈妈饮食上要忌吃辛辣和腥膻的食物，居住环境以不吵闹为宜，房事能免则免。孕妇如果出现腰背痛，有下血、寒热往来等身体不适，就服用艾叶汤暖宫安胎。如果曾经在2个月时伤过胎的，可以预先服用黄连汤。怀孕2个月还要注意不要针灸足少阳胆经上的穴位。

妇女怀孕后，气血聚而养胎，抗病能力减弱，特别要注意预防各种外感热病、流行时邪。一旦罹患各种伤寒病证，则胎儿要么保不住，要么会遗留"胎病"。《千金方》中孙思邈的这种认识，比现代围产医学关于孕妇患病毒感染疾病可导致胎儿畸形和先天性疾病的认识要早14个世纪，这是极为可贵的。

原文 妊娠三月，名始胞，当此之时，未有定义，见物而化。欲生男者，操弓矢；欲生女者，弄珠玑；欲子美好，数视璧玉；欲子贤良，端坐清虚，是谓外象而内感者也……妊娠三月，为定形。有寒大便青。有热小便难，不赤即黄。卒惊恐、忧愁、嗔怒、喜顿仆、动于经脉，腹满，绕脐苦痛，或腰背痛，卒有所下，雄鸡汤……若曾伤三月胎者，当预服茯神汤。

——《备急千金要方·妇人方上·养胎第三》

解读 怀孕3个月较怀孕2个月的时候，胎儿的发育在大体上可能不是有很明显的变化，但是在细节上却有不小的变化。怀孕3个月的胎儿可以看到手指甲，并且有清晰的手指和脚趾。这个时候胎儿头部长大了，颈部也长长了。眼睛移到面部的前面，全身覆盖有一层绒毛，并且外生殖器开始分化。这个时期胎儿骨骼开始加快发育，骨骼变硬，为今后的发育做准备。这个月的胎儿《千金方》称之为"始胞"，正式进入胎儿期。如果希望孩子长得美好，可多观赏玉器等美好的事物；如果希望孩子性情贤良，更要注意自己的言行举止，因为胎儿在内可以感受到母亲外部的氛围。这个月因是胎儿成形期，更要调适心情，尽量不要悲伤、

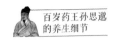

忧虑、生气，以免惊动胎气。身体出现不适，服用雄鸡汤。曾在3个月时动到胎气的，服用茯神汤。

原文　妊娠四月，始受水精，以成血脉。食宜稻粳，羹宜鱼雁，是谓盛血气，以通耳目而行经络……四月之时，儿六腑顺成，当静形体，和心志，节饮食。妊娠四月，有寒，心下愠愠欲呕，胸膈满，不欲食；有热，小便难，数数如淋状，脐下苦急。卒风寒，颈项强痛，寒热。或惊动身躯，腰背腹痛，往来有时，胎上迫胸，心烦不得安，卒有所下，菊花汤……若曾伤四月胎者，当预服调中汤。

——《备急千金要方·妇人方上·养胎第三》

解读　在彩超图下，怀孕4个月的时候，胎儿头部明显更加直立了，双眼也已经移到了头部的前方，当然，眼睛还是紧闭着的。但是，这个时期可以看到胎儿的眼球可以移动了，眉毛、睫毛等都在快速生长着，耳朵也达到了最终的位置。4个月的时候，胎儿的皮肤非常薄，并且是透明的，可以看到皮下的血管。四肢的关节已经形成，骨骼进一步发育。这个时候胎儿的腿已经超过了胳膊的长度，手指甲也已经成形了，关节也可以活动。这个时期的胎儿性器官已经发育得足够成熟，能辨别出性别。胎儿开始吸吮自己的拇指，已经有胎心，还可能看到胎动。

中医学认为怀孕第四个月"始受水精以成血脉"，是胎儿血液循环发展的重要时期。孕妇宜多吃些水分充足的食物，如粳米熬煮的粥和鱼肉做的羹汤，补充水谷之精以使胎儿血气旺盛，有助于耳、目等感觉器官的形成，经络受气血的充盈也开始畅通。此时期是胎儿器官功能发展成熟的阶段，孕妇要静养形体和调节情志，饮食上也要有所节制，身体不适可以用菊花汤调理。动过胎气的可以预先服用调中汤。

原文　妊娠五月，始受火精，以成其气。卧必晏起，沐浴浣衣，深其居处，厚其衣裳。朝吸天光，以避寒殃。其食稻麦，其羹牛羊，和以茱萸，调以五味，是谓养气，以定五脏……五月之时，儿四肢皆成，无大饥，无甚饱，无食干燥，无自下炙热，无劳倦。妊娠五月，有热苦头眩，心乱呕吐；有寒苦腹满痛，小便数；卒有恐怖，四肢疼痛，寒热，胎动无常处，腹痛，闷顿欲仆，卒有所下，阿胶汤主之……曾伤五月胎者，当预服安中汤。

——《备急千金要方·妇人方上·养胎第三》

解读 怀孕5个月，胎儿的听力形成，开始好奇地打听外面的世界，并能做出相应的反应。胎心明显起来，可以通过听胎心音来确定宝宝的健康状况，如发现任何异常，应立即到医院寻求帮助。这时，胎儿开始频繁地胎动了，胎动一般每小时3～5次，12小时内胎动为30～40次。女孩的阴道、子宫、输卵管都已经各就各位；男孩的生殖器已经清晰可见。感觉器官开始按照区域迅速地发展。在脑部，分管触觉、味觉、嗅觉、视觉和听觉等神经细胞正在分化。胎儿此时开始能够吞咽羊水，肾脏已经能够制造尿液。胎儿的视网膜形成了，开始对光线有感应，在羊水里呼吸和尿尿。

中医学认为怀孕第五个月"始受火精以成其气"，是胎儿累积元气的时期。孕妇日常起居要多加注意，养护自己和胎儿的阳气。早晨起床晚一些，保证睡眠充足；平时多在房间里，避免在外面吹风受寒；衣服要穿得暖和一些，多晒太阳，避免着凉。由于妊娠对免疫系统有抑制作用，所以妇女孕期得感冒的风险增高。要从日常生活上多加调养。饮食上可以多吃稻米、麦类的食物，用性质温热的牛羊肉做成肉羹补充营养，配合辛香的茱萸做药膳。不可饿过头或吃太饱，不宜吃燥热的食物，也不要太过劳累。如果身体不适，可以服用阿胶汤。若是动到过胎气的，可以预先服用安中汤。

原文 妊娠六月，始受金精，以成其筋。身欲微劳，无得静处，出游于野，数观走犬，及视走马。食宜鸷鸟、猛兽之肉，是谓变腠理、纫筋，以养其力，以坚背脊……六月之时，儿口目皆成。调五味，食甘美，无大饱。妊娠六月，卒有所动不安，寒热往来，腹内胀满，身体肿，惊怖，忽有所下，腹痛如欲产，手足烦疼，宜服麦门冬汤……若曾伤六月胎者，当预服柴胡汤。

——《备急千金要方·妇人方上·养胎第三》

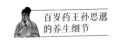

解读 怀孕6个月的时候，胎儿体重增加，皮肤皱皱的，这是胎儿为以后皮下脂肪的生长留下的余地。胎儿皮肤上开始覆盖一层胎脂，保护胎儿在羊水的长期浸泡下不受到伤害。恒牙的牙胚在快速发育，为胎长牙做准备。

中医学认为，怀孕第六个月"始受金精以成其筋"，是胎儿长筋肉的时期。这时孕妇不能再待在屋子里不动，要在不疲累的前提下多走动，多到野外四处看看动物的奔跑。饮食上可以增加肉食，特别是一些飞禽走兽的肉（这一点我们最好不要效仿，因为这类动物在现在大多数都是保护动物），孙思邈认为这样有助胎儿筋骨坚韧，肌肉发育得结实有力。这时候胎儿的视觉和味觉系统已发育成熟，各种美味的食物都可以尝试，以培养胎儿全方位的口味，避免将来偏食；也不要暴饮暴食，要吃得好一些。身体不适，服用麦门冬汤。曾动到过胎气的，服用紫胡汤。

原文 妊娠七月，始受木精，以成其骨。劳身摇肢，无使定止，动作屈伸，以运血气。居处必燥，饮食避寒，常食稻粳，以密腠理，是谓养骨而坚齿……七月之时，儿皮毛已成。无大言，无号哭，无薄衣，无洗浴，无寒饮。妊娠七月，忽惊恐摇动，腹痛，卒有所下，手足厥冷。脉若伤寒，烦热，腹满，短气，常苦颈项及腰背强，葱白汤主之……若曾伤七月胎者，当预服杏仁汤。

——《备急千金要方·妇人方上·养胎第三》

解读 怀孕7个月的时候，胎儿的身体长长，体重继续增加，这个时候胎儿的内耳和大脑已经完全接通，对声音的分辨能力提高很多，对声音非常敏感。视网膜虽然还没有完全发育好，但是已经能够感受到光了，并且对光线也很敏感。7个月的胎儿看上去皮肤依然是皱皱的，像一个小老头儿，不过皱纹在逐渐减少，慢慢就会变得平滑起来。头发很明显就能看到，并且已经有了睫毛。男孩的阴囊非常明显，睾丸也开始从腹部往阴囊里下降，并最终到达阴囊。女孩的小阴唇、阴核也已经清晰地突出来。7个月的胎儿已经有了比较明显的胎动，有自己的睡眠周期，还会做踢打翻身等动作。

中医学认为，怀孕第七个月"始受木精以成其骨"，是胎儿骨骼长大的时期。孕妇要多活动，做些摆动四肢和伸展的动作来运行气血，居住的环境要避免燥热，吃的东西要避免性寒的食物，可多吃粳米，养胃又坚固牙齿。另外孕妇还要避免大声说话、生气、号哭，衣着要注意保暖，不要吃冷的和冰的食品。身体不适，服用葱白汤。曾动到过胎气的，服用杏仁汤。

原文 妊娠八月，始受土精，以成肤革。和心静息，无使气极，是谓密腠理，而光泽颜色……八月之时，儿九窍皆成，无食燥物，无辄失食，无忍大起。妊娠八月，中风寒，有所犯触，身体尽痛，乍寒乍热，胎动不安，常苦头眩痛，绕脐下寒，时时小便白如米汁，或青或黄，或使寒栗，腰背苦冷而痛，目眠眠，芍药汤主之……若曾伤八月胎者，当预服葵子汤。

　　　　　　　　　　　　——《备急千金要方·妇人方上·养胎第三》

解读 怀孕8个月的时候，胎儿不断长大，骨骼发育更加强健。胎儿的皮肤看起来已经不再是那么褶皱了，而是显得很丰满。怀孕8个月后，胎儿在体内大而有力的踢腿运动会少很多，取而代之的是扭动和摆动，因为胎儿的体积增大，活动空间减少。这个时候的胎儿大脑急速发育，大脑和神经系统已经发育到一定程度了，同时肺部发育也接近成熟。8个月的胎儿眼睛已经可以自由睁闭，能辨认和追踪光源，也能看清楚子宫内的场景。头发也很浓密。

中医学认为，怀孕第八个月"始受土精以成肤革"，是胎儿皮肤腠理发育的关键时期。由于胎儿的急速长大，孕妈妈往往会觉得疲惫不堪，尤其是背部，加上肠胃不适等因素，所以很容易让孕妈妈产生焦虑的情绪，甚至会导致失眠，所以这一时期要适当休息，常保心平气和、不生气，饮食忌燥热，方能使胎儿皮肤健康有光泽。身体不适，服用芍药汤。曾动到过胎气的服用葵子汤。

原文 妊娠九月，始受石精，以成皮毛，六腑百节，莫不毕备。饮醴食甘，缓带自持而待之，是谓养毛发、致才力……九月之时，儿脉续缕皆成。无处湿冷，无著炙衣。妊娠九月，若卒得下痢，腹满悬急，胎上冲心，腰背痛，不可转侧，短气，半夏汤方……若曾伤九月胎者，当预服猪肾汤。

　　　　　　　　　　　　——《备急千金要方·妇人方上·养胎第三》

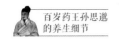
解读 怀孕9个月的胎儿已经发育成熟，能够在母体外生存了。这个时候的胎儿大脑已经非常发达，对于外部刺激，不仅身体会有反应，而且面部也会有反应。胎儿眼睛发育已经完全成熟，对母体外的光反应很明显。胎儿体内的器官也都已经发育成熟，皮肤有光泽。孕9个月后，胎儿便已落到下腹部，为出生做准备了。

中医学认为，怀孕第九个月"始受石精以成皮毛，六腑百节，莫不毕备"。孕妇可以吃点甜味的东西，要注意不在湿冷的地方久待，也不要穿烘过的衣服，避免湿冷和火气伤身。身体不适，服用半夏汤。曾动到过胎气的服用猪肾汤。

原文 妊娠十月，五脏俱备，六腑齐通，纳天地气于丹田，故使关节、人神皆备，但俟时而生。

——《备急千金要方·妇人方上·养胎第三》

解读 怀孕10个月的时候，胎儿的头发已经长得很长了，原先覆盖的一层细细的绒毛和白色的胎脂开始脱落，胎儿的皮肤变得光滑。这个时候，胎儿五脏六腑都发育完成，而且丹田中也有了天地之气，主宰身体各部的神也到位了（意思是指身体各个系统的功能开始能够正常工作）。孕妇可以放松心情，安心等待孩子的降生。

三、瓜熟蒂落，安养母体

1. 产后防范，处处小心

原文 论曰：凡妇人非只临产须忧，至于产后，大须将慎，危笃之至，其在于斯。勿以产时无他，乃纵心恣意，无所不犯。犯时微若秋毫，感病广于嵩岱，何则？产后之病，难治于余病也。妇人产讫，五脏虚羸，惟得将补，不可转泻。若其有病，不须快药。若行快药，转更增虚，就中更虚，向生路远。所以妇人产后百日以来，极须殷勤忧畏，勿纵心犯触，及即便行房。

若有所犯，必身反强直，犹如角弓反张，名曰蓐风，则是其犯候也。若似角弓，命同转烛，凡百女人，宜好思之。苟或在微不慎，戏笑作病，一朝困卧，控告无所，纵多出财宝，遍处求医，医者未必解此。纵得医来，大命已去，何处追寻。学人于此一方，大须精熟，不得同于常方耳。特忌上厕便利，宜室中盆上佳。

——《备急千金要方·妇人方中·虚损第一》

解读　在我们国家，坐月子已有两千多年的历史，是产后必须的仪式性行为。"月子"实际上是通过特别的护理、合理调养等促进产妇身体恢复。生孩子过程本身出血和气血耗伤，使产妇抵抗力较差，很容易被外邪（外界病菌）侵犯。古代的坐月子禁忌，例如不可探视产妇、不可外出、不可进庙、不能参与祭祀等等，都是基于对产妇的"隔离保护"，提供一个不受干扰、可以完全卧床静养的环境。其他一些讲究也是有道理的，比如吃红糖、炖鸡等温补的食物，利用这个时间补充一些蛋白质有助于身体恢复。不洗头、洗澡，产后气血亏虚，抵抗力差，洗浴稍有不慎很容易导致产褥热或各种感染。不喝凉水、不吃水果，生冷瓜果都比较凉，不利于恶露排出和子宫收缩。

这些老辈传下来的讲究，我们今天不必生搬硬套，在考虑具体条件、个体状态的情况下科学坐月子。过去没有取暖设备，为了不着凉只能强忍着不洗头洗澡，现在有条件保证室温，自然可以洗。吃的时候也要讲究科学饮食。一般而言，月子里卧床休息的时间比较多，所以食物应选择高蛋白低脂肪的为主，比如黑鱼、鲫鱼、鸽子等，避免因脂肪摄入过多引起产后肥胖。产妇因体质虚弱要避免对风着凉，但也不能一味"捂着"热出病来。传说"产妇坐月子刷牙会使牙齿松动脱落"，实际上，不及时将牙缝里的食物残屑清除掉，在细菌的作用下极易引起龋齿及牙周炎。因此，产妇食后应用淡盐水漱口、刷牙，以保持口腔清洁卫生。

从医学的角度来看：女性从怀孕到生产，一直到产后，身体的变化非常大，这段时间的变化会让孕妇感到非常疲倦，进行调养是必不可少的。已有科学研究显示，很多不坐月子的西方女性步入中年之后，各种妇科疾病的患病几率明显比我国女性高很多，如乳腺癌、产后抑郁障碍等。月子中产妇被作为照料的中心，得到足够的重视和关注，也是一种有效的心理安抚。

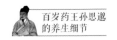
2. 刚生完孩子不可过早行房

原文 凡产后满百日,乃可合会,不尔至死虚羸,百病滋长,慎之。
凡妇人皆患风气,脐下虚冷,莫不由此早行房故也。

——《备急千金要方·妇人方中·虚损第一》

解读 除坐月子调养外,产妇还必须高度重视性生活问题。《千金方》中认为产后百日内不能行房,否则不仅产妇易得病,还让吃乳的孩子身体虚弱。从现代观点来看,产妇分娩时体力消耗大,产后身体较为虚弱,抵抗力下降。如果过早就开始过性生活,产道和子宫的损伤仍未完全恢复,细菌感染的几率大大提高,很可能引起阴道炎、子宫内膜炎、盆腔炎等妇科疾病,严重的甚至会危及生命。通常产妇在产后6周后才能恢复性生活,这时经过产褥期的休养,产妇的生理功能已基本恢复,子宫和阴道壁已复原,做会阴切开或剖宫产的伤口也基本愈合。而且,从妻子到母亲的角色转变也基本完成,产妇的心理状态趋于稳定。

未来月经前行房最好使用安全套。不少妇女以为产后不会怀孕,尤其是哺乳者,以为喂奶有避孕效果。实际上,在产后的2~3个月里,卵巢功能已开始逐渐恢复,产后的4~6个月里,产妇恢复排卵的可能性已达到60%,稍不注意,就很可能再度怀孕。

四、初生娇弱,小心爱护

1. 初出娘胎,先去恶血

原文 论曰:小儿初生,先以绵裹指,拭儿口中及舌上青泥恶血,此为之玉衔(一作衡)。若不急拭,啼声一发,即入腹成百病矣。

——《备急千金要方·少小婴孺方·初生出腹第二》

儿初生落地，口中有血，即当去之。不去者，儿若吞之，成痞病，死。

——《千金翼方·小儿·养小儿第一》

解读　婴儿诞生之时，口中有恶血秽露，这是胎中带来的秽浊之物，不能让孩子咽下，要在婴儿啼声未出之前擦拭干净。西医学也认为，新生儿娩出后，必须尽快清理呼吸道异物，如果羊水、胎粪等吸入气管，可能造成婴儿肺炎或肺不张，较大的异物或极稠的黏液甚至可能造成婴儿窒息。接生时，保证呼吸道的通畅是关键的一步，并强调未清除呼吸道异物之前不可刺激婴儿啼哭。

2. 让孩子的第一声哭得嘹亮

原文　治儿生落地不作声法：取暖水一盆灌浴之，须臾即作声。

——《千金翼方·小儿·养小儿第一》

儿生不作声者，此由难产少气故也。可取儿脐囊向身却捋之，令气入腹，仍呵之至百度，啼声自发；亦可以葱白徐徐鞭之，即啼。

——《备急千金要方·少小婴孺方·初生出腹第二》

解读　新生儿窒息是围产儿死亡的重要原因，同时也有资料表明1岁以内的脑瘫患儿中，25%～50%是新生儿窒息引起的。因此预防和抢救新生儿窒息对于保护儿童健康十分重要。孙思邈认识到产妇的难产是引起新生儿窒息的主要原因，并提出热水灌浴刺激体表及刺激脐带等处理方法。这是最早提出抢救新生儿窒息，预防新生儿肺炎的措施。

3. 剪脐带也是技术活

原文　乃先浴之，然后断脐，不得以刀子割之，须令人隔单衣物咬断，兼以暖气呵七通，然后缠结，所留脐带，令至儿足跌上。

——《备急千金要方·少小婴孺方·初生出腹第二》

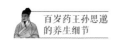
解读 如果把胎盘比作一把雨伞的话，脐带就是伞把，是连接胎儿和胎盘的生命之桥，是胎儿与妈妈血脉相连的明证。古人将脐带称为"命蒂"，足见其重视程度。新生儿出生后，胎盘随之娩出，通过断脐实现胎盘与新生儿的分离。孙思邈认为，婴儿出生之时，脐带尚温暖，而剪刀冰凉，若用剪刀断脐，寒气循脐带入腹，怕有腹痛之患，所以最好不用剪刀一类的器械，而直接咬断是极不卫生的，故用干净的衣物包裹脐带之后才咬断，在消毒意识淡薄的古代，考虑得十分周到。

4. 脐带长短有讲究

原文 凡初生断儿脐，当令长六寸。脐长则伤肌，脐短则伤脏，不以时断脐，若脐汁尽者，即自生寒，令儿风脐也。

——《千金翼方·小儿·养小儿第一》

解读 通常情况下，妊娠足月胎儿的脐带长度与胎儿自身长度相仿，约55cm，新生儿出生后进行断脐，被扎住的脐带残留部分形成缺血性坏死，1周左右脱落，形成肚脐眼。关于断脐的长度，孙思邈建议应该留6寸。西医学也认为，脐带结扎位置的高低很大程度上影响了新生儿脐带脱落的时间。脐带留得过长，脐带结扎部位与脐根部之间有较长部分仍然有少量血液供应，或易形成小血肿，使残脐不易干枯坏死，影响脐带的脱落，且容易导致细菌繁殖而发生感染；如果过短又易引起脐疝。

5. 刚剪的脐带千万别进水

原文 若先断脐后浴之，则令脐中水，中水则发腹痛。

——《千金翼方·小儿·养小儿第一》

解读 先断脐后洗浴，脐部难免被水浸湿，容易导致伤口炎症，甚至有破伤风的危险，故要求先洗浴后断脐。

6. 脐带中水，赶紧药灸

原文　若脐中水及中冷，则腹绞痛，夭乱啼呼，面目青黑。此是中水之过。当灸粉絮以熨之，不时治护脐。至肿者，当随轻重，重者便灸之，乃可至八九十壮。轻者，脐不大肿，但出汗，时时啼呼者，但捣当归末粉敷之。

——《千金翼方·小儿·养小儿第一》

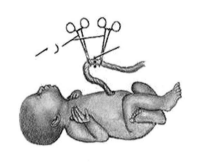

解读　新生儿出生后从断脐至脐带脱落前后，其脐断残端是一个开放性创面，易被细菌入侵繁殖引起急性炎症，可导致局部乃至全身感染。一旦发生严重感染将危及生命。孙思邈对这个问题也极为重视，提出要积极治疗小儿脐部感染和阻止破伤风的发生。大人应时时注意新生儿的脐部，不慎沾水的话，要用药粉熨贴。已经肿起来的，如果肿得较大，要用艾灸并且要重灸，灸量可以到八九十壮；如果肿得较轻，有渗出，用当归研末敷表面。

7. 初生的孩子洗澡控制水温和时间

原文　凡浴小儿汤，极须令冷热调和，冷热失所，令儿惊，亦致五脏疾。
凡儿冬不可久浴，浴久则伤寒；夏不可久浴，浴久则伤热。
凡儿又不当数浴，背冷则令发痫。若不浴，又令儿毛落。

——《千金翼方·小儿·养小儿第一》

解读　婴儿出生后，应随即洗去身上的羊水及血液。由于婴儿体温调节中枢功能尚未完善，皮下脂肪较薄，体表面积相对过大，体温容易下降，低温环境容易引起新生儿感冒、肺炎、硬肿症等疾病，所以，给小儿洗浴，要注意浴水的卫生、温度及洗浴时间。水温过冷易感冒，过高又容易烫伤或是惊吓到小儿。时间上也要把握好，冬天洗得太久易着凉，夏天洗得太久易伤热风。

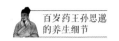
五、若要小儿安，常带三分饥与寒

1. 初生的孩子别穿太厚

原文 儿新生，不可令衣过厚热，令儿伤皮肤肌肉，血脉发杂疮及黄。

凡小儿始生，肌肤未成，不可暖衣。暖衣则令筋骨缓弱，宜时见风日。若有见风日，则令肌肤脆软，便易中伤。皆当以故絮衣之，勿用新绵也。

——《千金翼方·小儿·养小儿第一》

解读 许多父母生怕婴儿着凉，给婴儿穿戴得过多、过厚。殊不知，婴儿的体温调节能力很差，常随着外界环境温度的变化而改变，在过度保温的情况下，体温可升到40℃以上，成为内热。过高的体温可引起血热生疮甚至发黄。对新生儿和婴儿来说，穿得太多，最严重的后果就是捂热综合征。孩子的身体都限制在厚厚的衣服里，产生的热量无法散发，衣被里的温度越来越高，孩子又小，热得不行了也不会诉说和挣扎，长久高温导致高热、脱水、缺氧、昏迷，甚至呼吸、循环衰竭，以至猝死。这是一个很有中国特色的疾病，在经济文化落后的地区特别多见，每年都有很多孩子因此丧命，有些孩子抢救过来了，却落下脑损伤。

穿衣过多还会限制孩子的肢体活动，让孩子的运动发育落后。有个疾病叫发育性髋关节脱位，在北方地区发病率明显高于南方，就与北方的孩子穿衣服多，下肢长久固定在不恰当的体位有关。另外，婴儿以腹式呼吸为主，过于厚重的衣物也不利于婴儿的呼吸运动。

小儿为"纯阳"之体，生机蓬勃，代谢旺盛，衣服穿得过暖，稍大的孩子又好动，极易出汗，汗多损伤阳气，反而使卫表不固。经常感冒发热的孩子往往穿衣服很多很厚，家长认为多穿衣可以避免孩子着凉，却不知道这样导致孩子更少接受冷空气的刺激，身体对气候变化反应更脆弱，更容易生病。

在穿衣的质地方面，孩子肌肤娇嫩，以旧衣更为合适。旧衣经过多次洗涤，比较柔软而且吸湿性强。现代制衣，即使是棉麻等天然材料，为求美观，也常常加入各类染色剂和荧光增白剂，储藏过程中，为了防蛀、防霉，少不了防虫剂、消毒剂等。这些化学物质，对人体皮肤有刺激作用，尤其是甲醛为毒性物质，含量高时有致癌作用。因此，低龄儿童也应该以旧棉质衣服为好，条件不允许的话，新衣务必经过几次下水洗涤晾晒之后再穿，衣料也要选择天然材料。

2. 别把孩子藏在家里

原文 天和暖无风之时，令母将儿于日中嬉戏，数令见风日，则血凝气刚，肌肉牢密，堪耐风寒，不致疾病。若常藏在帏帐中，重衣温暖，譬犹阴地之草，不见风日，软脆不堪当风寒也。

——《千金翼方·小儿·养小儿第一》

解读 孩子应该在风和日丽的时候多到户外运动锻炼，才能提高机体对气温变化的适应能力，增强体质防御疾病。如果整天躲藏在室内，就像长在背阳阴暗的地里的草木，柔弱不堪，风寒一来就折损了。

小儿适当穿得薄一些，经常户外活动，能促进神经系统对外界环境刺激的反应能力，促进发育。日光中的紫外线照射皮肤，可使皮内7-去氢胆固醇转变为维生素D_3，有预防佝偻病的作用。在日光照射下，周围血管扩张，循环加快，心肺功能也得到促进。

"数见风日"的具体做法，从小儿出生后的两三个月起即可进行。在气温适宜没有强风时，带小儿到室外玩耍，时间由短渐渐拉长。地点可以选在空气流通且可避风的地方，也可让小儿躺在推车上，使其全身均匀地接受日光照射。应戴帽以免头部过热，并注意保护眼睛莫受阳光直接照射。

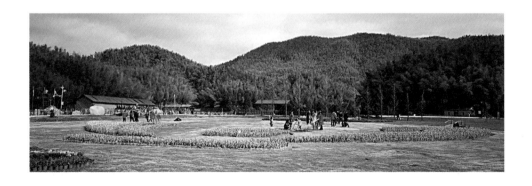

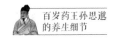
3. 孩子的辅食慢慢加

原文 儿生十日始得哺，如枣核大，二十日倍之，五十日如弹丸大，百日如枣大。若乳汁少，不从此法。当用意少少增之。若三十日乃哺者，令儿无疾。儿若早哺之及多者，令儿头面身体喜生疮，瘥而复发，亦令儿尪弱难食。

小儿生满三十日乃当哺之。若早哺之，儿不胜谷气，令儿病，则多肉耗。二十日后，虽哺勿多。若不嗜食，勿强与。强与不消，复成疾病。

——《千金翼方·小儿·养小儿第一》

解读 哺儿是指婴儿的饮食中适当添加米、面等辅食。

虽然孙思邈对婴儿辅食添加的具体时间和现代医学观念有些不同，但他强调添加辅食的四个原则还是十分有参考价值的：一是由少到多，循序渐进。不可突然断奶，防止婴儿一时不能适应而拒绝进食。二是不可过早。过早添加辅食易造成母乳喂养减少，而母乳中含有丰富的抗感染物质。现在认为，辅食添加适宜时间应从6个月后开始。在婴儿6个月龄以后，母乳已不能满足婴儿能量和微量元素上的需要量。添加辅食也不宜太晚，8个月以后婴儿拒食或偏食的发生率就增加了。三是添加的量不宜过大，以免婴儿消化不良。四是不可勉强添加。如果孩子不喜欢添加的食物，不要因为营养价值高就逼迫孩子进食。

添加辅食的时间

- 世界卫生组织推荐：6个月以内要求纯母乳喂养，6个月以后必须添加辅食，母乳可以继续喂养到2岁。
- 母乳不够或人工喂养的婴儿，可以从4~6个月起添加辅食。
- 婴儿体重增长减慢或不增加，可以提前添加辅食。
- 每次哺乳达200ml；全天哺乳量达1000ml；吃完后还意犹未尽的可以添加辅食。

4. 穿得太少容易伤脾胃

原文 小儿衣甚寒薄，则腹中乳食不消，其大便皆酢臭，乃止药。

——《千金翼方·小儿·养小儿第一》

解读 小儿不能过于暖衣，但薄衣也要循序渐进，不能走极端，记住"足暖""背暖""肚暖""头凉""胸凉"的原则。脚部神经末梢丰富，对外界最为敏感，所谓"寒从脚下起"，就是这个道理。背部正中线叫督脉（图），有调节阳经气血，统领一身阳气的作用。督脉两旁还有足太阳膀胱经（图），这条经脉主宰人体一身之"表"，而"表"则是人体防卫病邪侵袭的第一道屏障，与人体的免疫功能有关，是不能受风寒的。另外，五脏六腑的俞穴也在背部。

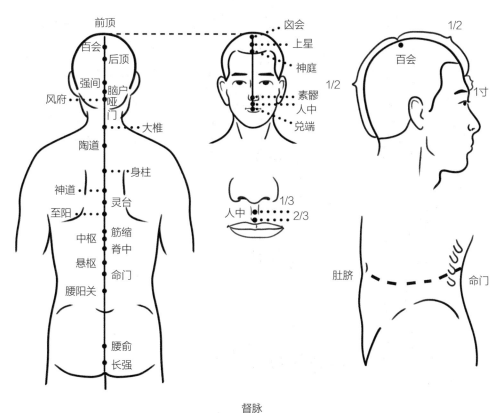

督脉

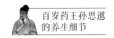

小儿时期，机体各器官的形态发育和生理功能仍不成熟、完善，五脏六腑的形和气都相对不足，如果背部衣着过薄，背部受凉，寒气就容易通过经脉穴位由表入里，引起呼吸系统疾病。孩子玩起来容易出汗，所以在外面玩耍的时候，许多家长都会在孩子的背部垫一条毛巾，为了吸汗，以免孩子背部受凉。腹部是脾胃所在的地方，腹部受凉，脾胃阳气易受伤，直接影响乳食消化，发觉孩子大便酸臭就要引起注意。

人所有的阳气都汇聚在头上，由体表散发的热量，有1/3由头部发散。头部捂得太多，热量发散不了，容易导致头晕脑胀、心烦。不要把孩子的头捂得过于

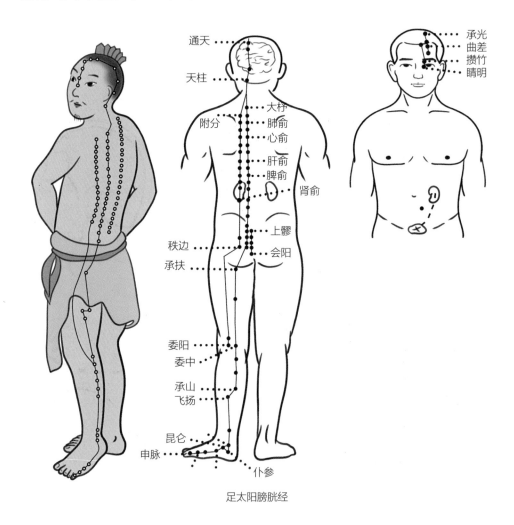

足太阳膀胱经

严实，尤其是在室内。这样才能让孩子神清气爽，气血循环顺畅。

同样，心胸部分也不宜过暖，"心属丙火"，穿着过厚，容易造成心烦与内热。"肺为华盖"，肺就像两片叶子，让它正常撑展，才能发挥"宣发""肃降"的功能。孩子的衣着不要过于厚重，而且不要太紧，晚上睡觉时，被子不要盖得过厚，以免压迫孩子的胸部，影响正常的呼吸与心脏功能。

六、有一种小儿发热叫变蒸

1. 小儿变蒸一般不用治疗

原文　凡小儿身热、脉乱、汗出者，蒸之候也。

儿变蒸时，目白者重，赤黑者微，变蒸毕，目精明矣。

儿上唇头小白疱起如死鱼目珠子者，蒸候也。初变蒸时有热者，服黑散发汗；热不止，服紫丸。热瘥便止，勿复与丸。自当有余热。变蒸尽，乃除尔。

儿身壮热而耳冷，髋亦冷者，即是蒸候，慎勿治之。儿身热，髋耳亦热者，病也，乃须治之。

　　　　　　　　　　　　　　　——《千金翼方·小儿·养小儿第一》

解读　小儿变蒸，俗称"烧长"或"生长热"，是我国古代医家对小儿生长发育中发热等现象的认识。

2岁以内的小儿，生长发育旺盛，血脉、筋骨、脏腑、气血、神志各个方面都在不断地变异，蒸蒸日上，每隔一定的时间就有一定的变化，经过变蒸后，小儿的声音、笑貌、举止、灵敏都会更进一步。

变蒸中孩子会表现出一些症状，如微热或大热、心烦、夜啼、汗出、烦渴、呕吐、脉数而乱、口角起疱等。症状轻微的5天可消退，重的要7天。古代医生认为这是生理现象，轻者不必用药，只要静卧就可以，重者可以治疗，但也不可过于用药。

对小儿变蒸的说法，也有的古代医生持批评态度。比如明代医家张介宾认

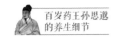

为，小孩出生之后，生长旺盛就如同禾苗一样日新月异，不可能有32天一变的规律。再说，小儿生病总有病因，不是因为外感，必定因为内伤，没听说有毫无原因的生病。

清代的儿科医生陈复正也说，自己临床四十余年，从来没有见过一个小孩是按照这种规律来发热变化的。有的从来没有发热过，有的生下来十天半个月就开始发热。并告诫说，如果医生们都把小儿的生病当作变蒸，会耽误病情，造成不好的后果。

2. 孩子最耐不得惊吓

原文 惊痫甚者，特为难治。故养小儿常当慎惊，勿令闻大声。抱持之间，当安徐，勿令怖也。又天雷时，须塞其耳。但作余小声以乱之也。

——《千金翼方·小儿·养小儿第一》

解读 在日常生活中，小儿经常出现被惊吓的动作，比如从熟睡中惊醒，睁开眼睛，身体震颤，甚至两手臂、手掌、两脚、脚趾都向外伸张等。婴儿的感应很敏锐，对外界任何变动，反应常超乎大人，在医学上称为"惊吓反射"。外界强烈刺激突然发生时，开关门，突然的噪音、脚步声，突然的摇晃、触摸，体位改变（突然的升起或下降）等，会使小儿尚未发育完善的中枢神经系统产生暂时性功能失调，这是正常现象。

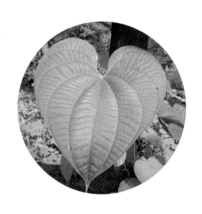

但当外界刺激较大，超过孩子身体调节范围时，会引起小儿惊痫，又叫惊风。孩子表现为精神萎靡不振、不思饮食；有的夜睡不安、失眠多梦或阵阵呓语；有的尖声哭闹、骤犯骤止。婴儿受到过度惊吓后，大多表现为不吃奶、嗜睡或哭闹不安。年龄较大的儿童甚至可出现幻视、幻听症状，使得一些迷信者疑神疑鬼，惊骇万分，从而求助于民间一些所谓的"收吓"巫术。

小儿惊痫治疗起来比较麻烦，所以在平时的养护当中，应该尽量避免让孩子遭受过度的惊吓。首先是声音上，避免让孩子听到突然巨大的响声，如果是打雷，要及时把孩子的耳朵蒙上，在耳边轻声说话，分散注意力。其次是动作，怀抱孩子的时候，要轻稳有力，切忌把孩子忽上忽下地抛着玩儿。这样一不小心就容易造成摔伤事故，另外也极容易吓着孩子。

3. 体罚孩子要有度

原文 论曰：文王父母有胎教之法，此圣人之道，未及中庸。是以中庸养子，十岁以下，依礼小学，而不得苦精功程，必令儿失心惊惧；及不得苦行杖罚，亦令儿得癫痫；此事大可伤悒。

——《千金翼方·小儿·小儿杂治法第二》

解读 等孩子慢慢长大，到了该读书求学的年纪，虽然普通人家不能像周文王等圣人一样受到最好的教育，也要让孩子开始学习文化知识。孙思邈在这里提出一个教育观念，11岁以上的孩子要逐渐严加管教，而10岁以下的孩子，不要管得太紧，要让孩子有较为宽松的环境，不能一心为了前途，对孩子逼迫太过。因为这时候的孩子心智尚未十分健全，过于严苛的教育，尤其是严厉的惩罚、体罚等，会让孩子因惊恐太过而伤害身体，患上癫痫等疾病，留下终身的遗憾。这一点，做父母的务必要重视。

4. 一味表扬也不是办法

原文 但不得大散大漫，令其志荡。亦不得称赞聪明，尤不得诽毁小儿。十一以上，得渐加严教。

——《千金翼方·小儿·小儿杂治法第三》

解读 教育孩子不要过于严格也不能过于散漫，如果采取放养式的教养，对孩子没有要求，会让孩子走向另外一个极端，就是不求上进，无所事事，对成长也是极为不利的。孙思邈提醒我们，对孩子不能夸赞聪明，也不能过分地贬毁。

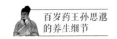
这对当代教育有很好的警示。现代社会，父母都清楚对孩子的贬损会打击自信心，不知从什么时候开始，有一句话在父母之中很受推崇，那就是"好孩子是夸出来的"。本来这种赏识教育的理念并没错，孩子在成长中总会遇到各种各样的挫折和不愉快。这时，孩子可能会表现出自信心不足和学习情绪的低落。父母如果能够给予孩子欣赏、鼓励和支持，就让孩子有了战胜一切困难的勇气和信心，同时也可以增加孩子对父母的感情及信赖。但在实际应用当中，一些父母简单理解成了：要时时夸赞孩子聪明。"你真聪明！"成了父母对孩子最高的赞赏。

这是一个极大的误区。斯坦福大学著名发展心理学家卡罗尔·德韦克在过去10年里，和她的团队对纽约20所学校，400名五年级学生做了长期的研究。让孩子们独立完成一系列智力拼图任务。第一轮测试题目非常简单，几乎所有孩子都出色地完成任务。每个孩子完成测试后，研究人员会把分数告诉他，并附一句鼓励或表扬的话。研究人员随机地把孩子们分成两组，一组孩子得到的是一句关于智商的夸奖："你在拼图方面很有天分，你很聪明。"另外一组孩子得到是一句关于努力的夸奖："你刚才一定非常努力，所以表现得很出色。"

随后的第二轮有两种不同难度的测试可选，一种较难，但会学到新知识；另一种和上次一样简单。结果那些在第一轮中被夸奖努力的孩子，有90%选择了难度较大的任务。而那些被表扬聪明的孩子，则大部分选择了简单的任务。由此可见，自以为聪明的孩子，不喜欢面对挑战。德韦克说："当我们夸孩子聪明时，等于是在告诉他们，为了保持聪明，不要冒可能犯错的险。"

接下来又进行了第三轮测试。这一次，所有孩子参加同一种测试，没有选择。这次测试很难，孩子们都失败了。先前得到不同夸奖的孩子们，对失败产生了差异巨大的反应。那些先前被夸奖努力的孩子，在测试中非常投入，并努力用各种方法来解决难题。而那些被表扬聪明的孩子在测试中一直很紧张，做不出题就觉得沮丧。

第四轮测试的题目和第一轮一样简单。那些被夸奖努力的孩子，在这次测试中的分数比第一次提高了30%左右。而那些被夸奖聪明的孩子，这次的得分和第一次相比，却退步了大约20%。

这个实验表明，夸奖孩子努力用功，会给孩子一个可以自己掌控的感觉。孩子会认为，成功与否掌握在他们自己手中。反之，夸奖孩子聪明，就等于告诉他们成功不在自己的掌握之中。这样，当他们面对失败时，往往束手无策。在后面对孩子们的追踪访谈中，德韦克发现，那些认为天赋是成功关键的孩子，不自觉地看轻努力的重要性。这些孩子会这样推理：我很聪明，所以，我不用那么用功。他们甚至认为，努力很愚蠢，等于向大家承认自己不够聪明。

德韦克的实验重复了很多次。她发现，无论孩子有怎样的家庭背景，都受不了被夸奖聪明后遭受挫折的失败感。男孩女孩都一样，尤其是好成绩的女孩，遭受的打击程度最大。甚至学龄前儿童也一样，这样的表扬都会害了他们。

第二章

日常生活，点滴做起

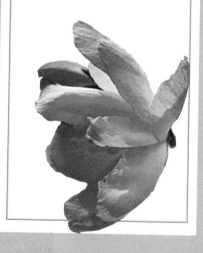

第一节
居住环境，马虎不得

一、选个好地方，安心住下来

1. 最好有山有水不远不近

原文 山林深远，固是佳境，独往则多阻，数人则喧杂。必在人野相近，心远地偏，背山临水，气候高爽，土地良沃，泉水清美，如此得十亩平坦处便可构。若有人功可至二十亩，更不得广。广则营为关心，或似产业，尤为烦也。若得左右映带，岗阜形胜，最为上地。地势好，亦居者安，非他望也。

——《千金翼方·退居·择地第一》

解读 居住环境的好坏直接关系到人的身心健康。择地而居是每个养生之士的首要任务，山林深处空气清新，林泉高致，从古至今一直被视为养生佳境。

古人对居处的要求是背山临水，地势高，平坦而不潮湿，土地良沃，泉水清澈。独居无人照应会给生活带来诸多不便，而繁华地带又嫌嘈杂，所以地点应该保持与人群的距离，贵在"心远地偏"。

孙思邈晚年隐居地离当时首都长安城不足百里，离他的故里孙原村也仅有十

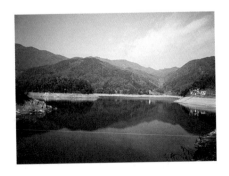

里。这样一方面可以保持良好的社会关系，使人心情舒畅；另一方面，可以享受郊区怡人的气候。住宅选址好，可以有良好的日照、水循环和空气循环，阻挡寒流、水土保持等。住宅北靠山坡，可以阻挡冬季的寒风，又可以接纳夏季的凉风。面积10～20亩最为合适，太小居住不够开阔，太大又多需人力照管，事情庞杂惹人烦忧。

这种"地势好，居者安"的思想是传统选择居所的出发点。这可以看作孙思邈专为退居（退休或离休）之人所规划的休息养老居所。在选址上距离城镇（村庄）不远，背山临水，树木较多，气候高爽，泉水清美，土地良沃的山岗下的平地。建筑面积可根据经济条件及人员多少而定，至少10亩，最多可达20余亩。主导思想是建立一所气候适宜、山清水秀、交通方便、安静优雅的老年活动休息场所。这些规划设想，已被现代养老院所参考。

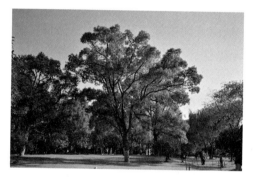 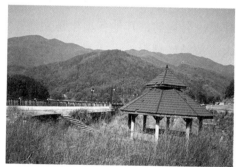

2. 家居重在温馨不在奢华

原文 至于居处，不得绮靡华丽，令人贪婪无厌，乃患害之源。但令雅素净洁，无风雨暑湿为佳。衣服器械，勿用珍玉金宝，增长过失，使人烦恼根深。

——《备急千金要方·养性·道林养性第二》

解读 居住的房屋内装饰不必太过奢华，只要雅致洁净就好。淡雅简洁是古代文人对居室环境的追求，反映了"静以修身，俭以养德"的传统文化。昂贵的

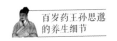
金玉珠宝只能增长人的贪欲，给人带来过失和烦恼，节俭的生活才能培养人的良好品德。

孔子向来提倡节俭，曾说："礼，与其奢也，宁俭。"主张在礼节仪式上与其奢侈，不如节俭。他认为过分奢侈的人常常表现得不谦逊，节俭的人通常表现得很固执，与其不谦逊，倒不如表现得固执一点。一般情况下，生活奢侈的人往往好自我夸耀，好攀比，他们财大气粗，敢说大话，花钱大手大脚，最后往往会导致倾家荡产，一事无成。相反，节俭的人无论是富有还是贫穷，他们常常固守一个正确的信念，知道钱应当花在什么地方，不该花的钱一分也不多花，看上去非常顽固甚至抠门，然而却能集中精力干成自己想干的事情。

居室内的装饰过于奢华，不仅不利于养德也容易招致偷盗等灾祸。现代医学也认为，一个人的欲望减少，内心清静，神经兴奋性就会大大降低，情绪会由紧张焦虑趋向平和。而人在轻松愉悦的情况下，血压会降低，心跳会缓和，呼吸也会均匀，其他各项生理功能正常，从而有利于健康长寿；另一方面，在内心清静的情况下，人的能量消耗会大大降低，使机体的结构和组织功能更加有序，有助于延缓衰老。

美国作家梭罗说："多余的财富只能够买多余的东西，人的灵魂必需的东西，是不需要花钱购买的。"对于奢侈物品的追求是人们苦恼的根源。尤其在现代社会，物品的更新换代太快了。例如人人渴望的iPhone新机种，当你想要的iPhone6刚刚到手时，紧接着iPhone6s、iPhone7也出现了。无上限的更新换代，引诱着人们对于物质无上限的占有欲，其结果是人们发现自己生活中的物品越来越多。这些物品不仅占据着生活空间，还占据了生活时间。在不知不觉中，人们开始为物质所控，并习惯性地依赖它们。

2013年日本作者山下英子出版了一本名为《断舍离》的书，提出一种新的生活理念。断即是不买、不收取不需要的东西；舍就是处理掉堆放在家里没用的东西；离是舍弃对物质的迷恋，让自己处于宽敞舒适、自由自在的空间。随着图书的畅销，"断舍离"成为时尚新词，意思是"断绝不需要的东西，舍弃多余的废物，脱离对物品的迷恋"。

目前通过断舍离而达到的"素简主义"的生活态度也在世界范围流行传播。香港首富李嘉诚一块1000港元的西铁城表已经戴了十几年。他戴的眼镜，也用了十几年了，曾因度数增加换过镜片，但没换过镜框。美国facebook的创始人扎克伯格将个人财富400多亿美金都捐出，个人生活简朴，无论是发布会、外出活动，还是演讲，他永远都穿着最普通的T恤和牛仔裤。平时上班，开的是1.6万美元的本田。出去旅行，最常去的就餐场所是麦当劳。

日本也正在出现越来越多的"极限民"。所谓"极限民"，源自英文的Minimalist，意为"极简主义者""极小限主义者"，日文汉字统称为"极限民"。"极限民"的特征是：舍弃一切可有可无的东西，只保留极小限的生活物品。"极限民"们的理念是"最小限的物品，最大限的幸福"。这与我们周围少数人疯狂抢购奢侈品的行为形成了鲜明对比。

北欧国家的富裕阶层很多人依然过着简朴的生活，这属于他们的"主动选择"。他们在物质上虽然简单，精神上却非常富足。将时间与金钱投入到积累人生体验和感受上，而不是消耗在对物质的追求里，就会收获精神层面的富足。而一旦养成简单的生活习惯，就会享受其中。

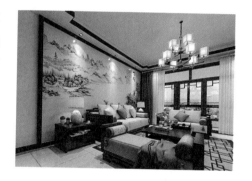

二、房屋不需多，够用就好

1. 选好地形，细心建造

原文　看地形向背，择取好处，立一正屋三间，内后牵其前梁稍长，柱令稍高，椽上著栈，栈讫上著三四寸泥。泥令平，待干即以瓦盖之。四面筑墙，不然堑垒，务令厚密，泥饰如法。须断风隙，拆缝门窗，依常法开后门。若无瓦，草盖令厚二尺，则冬温夏凉。于檐前西间作一格子房以待客，客至引坐，勿令入寝室及见药房，恐外来者有秽气损人坏药故也。若院外置一客位最佳。堂后立屋两间，每间为一房，修泥一准正堂，门令牢固，一房著药。药局更造一立柜高脚为之，天阴雾气，柜下安少火，若江北则不须火

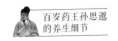
也。一房著药器，地上安厚板，板上安之。著地土气恐损，正屋东去屋十步造屋三间，修饰准上。二间作厨，北头一间作库，库内东墙施一棚，两层，高八尺，长一丈，阔四尺，以安食物。必不近正屋，近正屋则恐烟气及人，兼虑火烛，尤宜防慎。于厨东作屋二间，弟子家人寝处，于正屋西北，立屋二间通之，前作格子，充料理晒曝药物，以篱院隔之。又于正屋后三十步外立屋二间，椽梁长壮，柱高间阔，以安药炉。更以篱院隔之，外人不可至也。西屋之南立屋一间，引檐中隔著门。安功德，充念诵入静之处。中门外水作一池，可半亩余，深三尺。水常令满，种芰荷菱芡，绕池岸种甘菊。既堪采食，兼可悦目怡闲也。

——《千金翼方·退居·缔创第二》

解读 这里孙思邈详细介绍了自己退居之后所造的房屋情况，也是供其他人养老住房借鉴。过去造房用的是土、木两种材料。"土"生万物，具有统摄万物、成就万物的特性，五行中也以土为中心；"木"则代表阳气始动，万物始生。土、木所造房屋代表了生生不息、欣欣向荣的生存状态。从建筑学上看，土、木两种建材具有优于其他材料的热工性能。房屋围合结构的传热与材料的选择有密切关系，相同结构下，土墙、砖墙的热稳定性好，可以保持室内冬暖夏凉；木材导热系数低，冷辐射效应小，又可以防止表面结露。另外，土、木两种材料都有很好的吸湿性，有利于调节室内湿度平衡。

整个居所中客位、药房、库房、厨房、寝处、诵念室、水池等各得其所，并提出注意不同功能空间的要求：柜下安少火防湿冷，地上安厚板防土气。各房间根据需要还必须作出适当分割：厨房不能离正屋太近，以免烟气呛人，也预防明火伤人；药炉更要和正屋用篱院隔开来，让外人不可以随便进出。同时还要在屋前筑一个园子，作小池种植一些荷花之类的东西，既可以采食，又可以观赏悦目怡情。描绘出孙思邈怡适宁和、朴素自然的宅园居住理念。

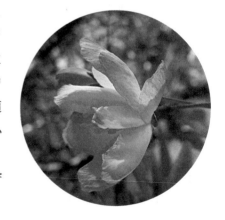

2. 漏风的房子住不得人

原文 凡人居止之室，必须周密，勿令有细隙，致有风气得入。小觉有风，勿强忍之，久坐必须急急避之，久居不觉，使人中风。古来忽得偏风，四肢不随，或如角弓反张，或失音不语者，皆由忽此耳。

——《备急千金要方·养性·居处法第三》

解读 中医学认为"风为百病之长"，在致病的外感邪气里面风是先导，其他的致病邪气，比如寒、湿、热等都要依附于风才能侵犯人体，所以才有风寒、风热、风湿等说法。另外，风作为一种致病邪气，本身又有"善行数变"的特点，"善行"是说风邪导致的疾病具有病位游移、行无定处的特性。比如游走性关节疼痛，常常痛无定处。"数变"是指风邪致病往往发病迅速而且变化多端。比如风疹，表现为皮肤瘙痒，团块发无定处，此起彼伏。以风邪为先导的外感病也总是发病急骤传变很快。呼啸而来的狂风飞沙走石引人注目，造成房屋器物损失，人们容易及早防犯。但日常天气变化时从空隙穿透而来的冷风却悄无声息，等人觉察时已经变生病证了。古人形象地把这种风邪称为"贼风"，更有"避风如避箭"的告诫。

要避免风邪的伤害，首先居住的房屋要周密，不要有细缝让风可以钻入。日常起居的时候，如果觉得有风，千万不要因为并没有觉得太冷而忽视。尤其是久坐不动的时候，例如在书房，如果觉得有风，一定要起身关门关窗，或是检查一下有没有哪里漏风，及时采取措施。一些中老年人的突然中风，手脚活动不利，说话困难，甚至出现项背强直的角弓反张，最初的原因都是没有注意风邪侵害。

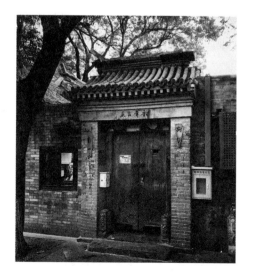

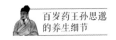
3. 稳固的房屋遮风挡雨

原文 又常避大风、大雨、大寒、大暑、大露、霜、霰、雪、旋风恶气，能不触冒者，是大吉祥也。凡所居之室，必须大周密，无致风隙也。

——《千金翼方·养性·养老大例第三》

解读 就像上面所说，人体许多疾病的发生，都和风有密切联系。除了人们常患的伤风感冒外，人一旦受了风寒之邪，也会使气管炎、胃痛等疾病发作或加重。风寒一同侵袭经络、关节、肌肉，容易让人患上腰腿痛等。风对身体较弱的老年人来说，危害更大。特别是入睡后，这时皮肤腠理是开张的，对环境变化的适应能力显著下降，稍有不慎，就会因风致病。一场由感冒引起的肺炎，对平素看似健康的老人来说，也可能是场灾难，切不可等闲视之。

很多长寿老人在总结自己的经验时，都把避风防凉作为重要的养生方法之一。如我国现代著名武术家王子平先生，享年92岁。他生前常告诫家人和朋友，不仅要避开飞沙走石的大风，还要当心平时不大引人注意的穿堂风、门隙风、顶门风、脚底风、脑后风等，并提醒人们，不要在出汗后立即脱衣吹风。值得一提的是，现在家家都有空调，一到夏天，开着空调睡觉已经成为大多数人的习惯。一些人出现疲乏无力、四肢肌肉关节酸痛、头痛、腰痛等症状，严重的还可引起口眼歪斜的面瘫。这从中医学的角度来说，都是遭受风寒邪气的后果。所以，特别要注意家里或办公室空调安装的位置，不能让风直对着人吹。即使是炎热的夏天，睡觉的时候开空调也要格外小心。

第二节
吃吃喝喝，注意细节

一、少吃多餐，吃得清淡

1. 吃要少更要淡

原文 是以善养性者，先饥而食，先渴而饮。食欲数而少，不欲顿而多，则难消也。当欲令如饱中饥，饥中饱耳。盖饱则伤肺，饥则伤气，咸则伤筋，酢则伤骨。故每学淡食，食当熟嚼，使米脂入腹，勿使酒脂入肠。

——《备急千金要方·养性·道林养性第二》

解读 "民以食为天"，人的生命依靠饮食来维持。如果机体没有充分得到自身营养所需要的氧、热能或营养素就会产生饥饿感。同样的，缺少水分导致血液浓度升高则会产生口渴。可见，有了饥、渴感觉的时候身体已经受到伤害，所以养护生命要做到事先预防，平时就按时吃饭喝水。不要等到饿得难受或渴得受不了再去饮食。

一日三餐必不可少，但要适度，不能过量。孙思邈建议我们可以少吃多餐，千万不能暴饮暴食。《黄帝内经》早就告诫过："饮食自倍，肠胃乃伤。"我们都知道，饮食物要靠脾胃肠道消化吸收。如果饮食过量，超过了脾胃的承受能力，就会造成脾胃功能失调，消化功能下降，饮食物得不到充分消化，壅塞体内，变生疾病。所以，吃东西一定要有所节制。

对于没有自理能力的幼儿和老人，在养护的时候要根据情况调整喂食的量；而正常的成年人需要克服的往往是对饮食物的嗜好和贪心。圣人有言"食、色，性也"，在人类"物竞天择"的进化过程中，只有优先获得食物才有可能存活，对食物的贪婪是人的本性。在物质丰富的今天，我们面对食物要做到适可而止，以吃

061

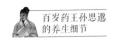

完之后感觉饱中带饥，饥中带饱，也就是常说的"七分饱"的状态是最舒服的。

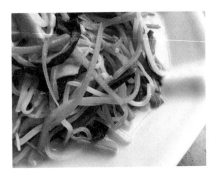

饮食还要清淡，有人把清淡理解为光吃素不吃荤，这是不对的。清淡指的是口味不需浓烈，比如过油、过咸、过酸、过甜、过辣等等。从营养学角度，清淡饮食最能体现食物的真味，最大程度地保存食物的营养成分。两千多年前，老子就说过"五味令人口爽"，意思是甜、酸、苦、辣、咸5种味道（指各种美味）吃得多了，味觉就会丧失。孙思邈在老子养生思想基础上进一步提出，过重的五味不仅让人的味觉失灵，还会直接伤害筋骨皮肉，劝诫人们俭朴淡食以保养身心。

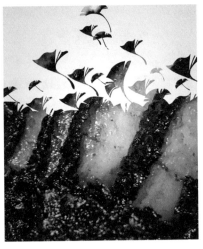

另外，为了有助消化，吃东西应该充分咀嚼。牙齿咀嚼是食物消化的第一步。食物进入口腔后，首先刺激唾液腺的分泌，在牙的切割、咀嚼和舌的搅拌下，唾液与食物一起混合成食团，唾液中的淀粉酶可以对淀粉进行简单的分解。经过充分咀嚼后的食物进入胃肠道后，可以减轻胃肠道的负担，得到更进一步的消化吸收。

2. 老人吃东西别太杂

原文 论曰：人子养老之道，虽有水陆百品珍馐，每食必忌于杂，杂则五味相挠。食之不已，为人作患。是以食噉鲑肴，务令简少。饮食当令节俭。若贪味伤多，老人肠胃皮薄，多则不消。彭亨短气，必致霍乱。夏至以后，秋分以前，勿进肥羹臛、酥酒酪等，则无他矣。夫老人所以多疾者，皆由少时春夏取凉过多，饮食太冷，故其鱼脍、生菜、生肉、腥冷物多损于人，家常断之。惟乳酪酥蜜，常宜温而食之。此大利益老年。虽然，卒多食之，亦令人腹胀泄痢。渐渐食之。

——《千金翼方·养性·养老食疗第四》

解读 孙思邈告诉我们赡养老人之道，虽然天上飞的地上跑的，长在水里的长在陆地的，食物有多种多样，但要切记，每餐不要吃得太杂。滋味太杂会互相干扰，吃完这个想吃那个，对健康不利。对于不常吃的美味佳肴，每餐要少做少吃。饮食应节俭，如贪图美味就会伤害身体，尤其是老年人肠胃功能较弱，吃多了无力消化，必然导致伤食。

夏至之后到秋分之前，阳气渐渐减少阴气渐渐隆盛，人与天地相应，这段时间人的脾胃消化能力也在慢慢减弱，老人就不要吃肥腻、浓羹、鱼腥、酥油等难以消化的东西了。这是因为老人中身体多病的大多是由于年轻时候春夏天取凉过多，饮食太冷，伤损了阳气。本身阳气弱又加上外界环境阳气不足，鱼肉、生菜、生肉、腥冷物这些难消化的食物就更不适宜了，能不吃就不吃。乳酪和酥蜜甘甜入脾，能养人，对老人大有裨益，但也要加热来吃，不能吃冷的，以免伤脾胃，这两样也不好消化，所以要少量多次地吃，不能一次吃得过多。

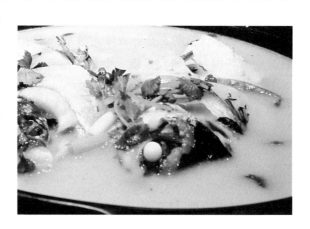

3. 忍饥挨饿伤身体

原文 觉肚空，即须索食，不得忍饥。

——《千金翼方·退居·饮食第四》

解读 过饱伤胃，过饥同样有害。在当下这个"以瘦为美"的社会，很多年轻人天天把减肥的"六字真言"挂在嘴边——管住嘴，迈开腿。"迈开腿"做运动需要时间和毅力，似乎"管住嘴"就容易多了，一些人简单粗暴地把它理解成

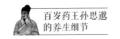

了忍饥挨饿不吃饭。岂不知，节食减肥对身体的伤害极大，得不偿失。

首先是体内蛋白质被消耗。和大多数人想象的完全不同的一个减肥真相是，营养吸收不足时，身体会优先消耗体内蛋白质而非脂肪。而且蛋白质通常不会被完全分解，从而产生自由基，是人体疾病及衰老的罪魁祸首。

当饮食突然减少时，身体为了维持平衡，会自动把用来维持呼吸、心跳等的基础代谢降低，反而影响身体功能的正常运转。

人体细胞的主要成分是蛋白质，当优质蛋白摄入不足的时候，便会影响整个身体的功能。皮肤变得暗沉、无光泽、易衰老（胶原蛋白流失）；新陈代谢紊乱，内分泌失调，长痘（酶和激素不能充分生成）；抵抗力下降（缺少抗体）；缺乏严重者更会水肿（渗透压无法调节）。

过度节食者体内脂肪摄入量和存贮量不足，机体营养匮乏，这种营养缺乏使脑细胞受损严重，将直接影响记忆力，让人变得越来越健忘。

过度盲目减肥，很容易导致骨质疏松症。一般蔬菜和水果中钙含量少，更重要的是几乎不含脂肪，会导致体内激素分泌紊乱，影响钙与骨结合，容易出现骨质疏松。美国一项研究发现，女性在节食18个月以后，体重虽减了7磅，但是骨密度也会随之下降。

二、高高兴兴吃饭

1. 刚生完气别急着吃东西

原文 人之当食，须去烦恼（暴数为烦，侵触为恼）。如食五味必不得暴嗔，多令人神惊，夜梦飞扬。

——《备急千金要方·养性·道林养性第二》

解读 吃饭的时候切忌心生烦恼，更不能大起嗔怒，这样会让神气受到惊吓，夜晚做噩梦。这和我们现代科学发现的"胃肠是人的第二大脑"不谋而合。大量临床病例表明，胃溃疡和食管、十二指肠等消化道的一些溃疡，跟压力很有关系。一个人在紧张、烦恼、愤怒时，这些不良情绪可以通过大脑皮质扩散到边缘系统，影响自主神经系统功能，直接导致胃肠分泌出过多的胃酸和胃蛋白酶，使胃血管收缩、幽门痉挛、排空障碍。胃酸的腐蚀性会使胃黏膜保护层受损，长期的刺激最终形成溃疡。

溃疡病病人的症状加剧或出血、穿孔等并发症的出现，常常发生在情绪受打击之后。据报道，在战争、地震环境下，居民、士兵消化性溃疡的发生率明显提高。一些资料还表明，性格开朗、豁达宽容的人胃病发病率很低；长期精神抑郁、性格内向、严重精神创伤者消化道溃疡、胃癌、结肠癌的发病率则很高。越来越多的证据提示，情绪不稳、容易冲动与脊髓和脑的相互作用可引起功能性胃肠道疾病。所以吃饭的时候不仅自己要保持愉快的心情，也不要给同桌的人"添堵"。特别是作为家长要改掉在餐桌上教训孩子，甚至干脆用筷子当武器的恶习。孩子被教训得垂头丧气，战战兢兢，消化会受到很大影响，长期会形成消化不良，引起营养不足，得不偿失。

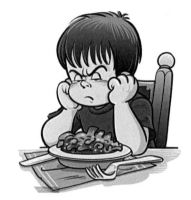

2. 肉食和酸冷食物坏牙生口臭

原文 每食不用重肉，喜生百病，常须少食肉，多食饭，及少菹菜，并勿食生菜、生米、小豆、陈臭之物。勿饮浊酒、食面使塞气孔。勿食生肉伤胃，一切肉惟须煮烂停冷食之，食毕当漱口数过，令人牙齿不败、口香。热食讫，以冷酢浆漱口者，令人口气常臭，作䘌齿病。又诸热食咸物后，不得饮冷酢浆水，喜失声成尸咽。

——《备急千金要方·养性·道林养性第二》

解读 "食不重肉"这个成语出自《史记·管晏列传》，意思是吃饭不用两道肉食，指饮食节俭。孙思邈在此也说每次吃饭不要同时吃两道肉食，是从养生的角度而言，倡导以素食为主少吃肉食，减少胃肠负担。要吃肉食也要煮烂，不能吃生肉。

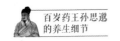

其他酸菜、生米、小豆以及放置时间过久、气味改变的东西也要避免食用，否则败坏肠胃。这里提到的菹菜就是酸菜，很多人都喜欢吃，当作开胃小菜、下饭菜，也会作为调味料来制作菜肴，如酸菜鱼。虽然现代研究表明，用纯醋酸菌或纯乳酸菌发酵的酸菜在腌制的几天到十几天内，亚硝酸盐的含量会达到高峰，但在2~3周后又会慢慢下降减少，到了20天后，基本达到安全水平，可以放心食用。但是在制作腌浸过程中，如果腌制时间不够或是污染到了其他杂菌，会产生亚硝酸，甚至生成致癌的亚硝胺。孙思邈的时代虽然还没有致癌的说法，但酸味过多易伤筋骨，而且腌制的蔬菜不如新鲜菜易消化。所以也不主张多吃。

酢浆是古代用熟淀粉水经过适当发酵做成的一种有酸味和香气的饮料。孙思邈说吃热东西或者咸味的东西后不能再喝这种饮料，不然的话，轻则发生口臭和牙病，重则生喉病或失声。

3. 食物尽量别放外面

原文 饮食上蜂行住，食之必有毒，害人。腹内有宿病勿食鲮鲤鱼肉，害人。湿食及酒浆临上看之，不见人物影者，勿食之，成卒注。若已食腹胀者，急以药下之。

——《备急千金要方·养性·道林养性第二》

解读 我国古人素来注重饮食卫生。孔子早就说过饮食一定要讲究精细，粮食陈旧和变味了、鱼和肉腐烂了，都不能吃。食物的颜色变了不能吃，气味变了也不能吃。烹调不当的不能吃，不是当季时新的东西不能吃。孔子还认为市场上买来的酒，多有掺水掺杂质的；买来的熟肉熟菜，往往不清洁卫生，都不能吃。

孙思邈在这里也提醒大家，有些食物不洁净是不能吃的。比如被蜂叮过的食物会有蜂毒不能再食用。鲮鲤即穿山

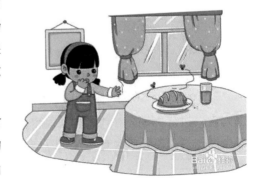

甲，其鳞甲为临床常用中药，用来治疗血瘀经闭、癥瘕、风湿痹痛、乳汁不下、痈肿、瘰疬等病。但是穿山甲的肉十分腥臊，走窜之力很强，破气耗气，不适于身体有病、本来就虚弱的人服用。带汤水的菜或酒浆，如果表面已经浑浊，不能照见人影，说明开始腐败，不能再吃喝。

4. 常吃葵菜调和五脏

原文 每十日一食葵。葵滑，所以通五脏壅气，又是菜之主，不用合心食之。

——《备急千金要方·养性·道林养性第二》

解读 葵菜，又名冬葵，民间称冬苋菜或滑菜。葵菜滋味十分甘滑，为孙思邈等道家养生所重视，提倡10天吃一次葵菜，用来调和五脏。《神农本草经》中把葵菜列为上品，称为百菜之主，《黄帝内经》中说："五谷为养，五果为助，五畜为益，五菜为充，气味合而服之，以补精益气。"所列举的葵、韭、藿、薤、葱等5种对人有益的蔬菜，葵居首位。

5. 夏至以后油腻生冷要少吃

原文 凡夏至后迄秋分，勿食肥腻饼臛之属。此与酒浆果瓜相妨。或当时不觉即病，入秋节变生多诸暴下，皆由涉夏取冷太过，饮食不节故也。而或者以病至之日便为得病之初，不知其所由来者渐矣。欲知自慎者，当去之于微也。

——《备急千金要方·食治·序论第一》

解读 夏至是二十四节气中阳气最盛的时候，这一天太阳直射北回归线，白天的时间最长，此后阴气开始生长而阳气开始由盛转衰。这是阳气变化的一个转折点，对于养生至关重要。这个时候如果吃油腻生冷过多，伤害脾胃之阳，到秋天阴气渐盛的时候就要发作暴泻的疾病。有人不懂这个道理，还以为病发的那一

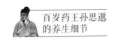

天就是得病的那一天，其实这个病在
夏天吃凉东西时就落下了，只是没有
发作而已。所以懂得养生道理的人，
在节气转换的时候谨慎对待饮食，把
疾病消灭在摇篮里。

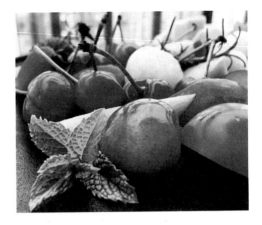

6. 吃东西也要看季节

原文 春七十二日，省酸增甘
以养脾气；夏七十二日，省苦增辛
以养肺气；秋七十二日，省辛增酸以养肝气；冬七十二日，省咸增苦以养心
气。季月各十八日，省甘增咸以养肾气。

——《备急千金要方·食治·序论第一》

解读 中医学对季节的划分和普通的四季不同，把一年分为五季，即春、
夏、秋、冬、长夏，每季72天，一共360天。长夏这个季节为中医学特有，这
里孙思邈遵循《黄帝内经》的说法，将春夏秋冬每个季节的最后1个月中各分
出18天，一共72天组成长夏。（也有另一种说法，长夏即农历六月，是夏天到
秋天的过渡阶段）这5个季节分别和五行相配属，春属木，夏属火，秋属金，
冬属水，长夏属土。五季通过五行再分别和五脏、五味等相联系，春对应肝
和酸味，夏对应心和苦味，秋对应肺和辛味，冬对应肾和咸味，长夏对应脾
和甘味。

春天是肝的主季，肝气最旺。从五行关系上说，木对土有制约作用，属木
的肝气过旺就会制约属土的脾，影响脾对食物的消化吸收功能。这时在饮食
上要少吃酸性食物，以免酸性入肝，对肝气补益太过，使肝气更加旺盛。多
吃性味甘平的东西，来补益脾气，使它抵抗住肝气的克制。比如各种绿色蔬
菜就是最好的春季食物。蔬菜含维生素和微量元素，恰巧可以补充冬季的摄取
不足。

夏天心气旺盛，饮食上少吃能入心的苦味食物，多吃入肺的辛味食物，以补

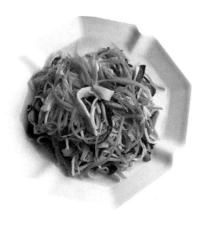

益肺气，以免心气过旺而克制属金的肺气，影响肺的功能。

其余三季的饮食也是同样的道理，秋天减少入肺的辛味食物增加入肝的酸味食物，以补益肝气，以免肺金冲克肝木。冬天减少入肾的咸味食物，增加入心的苦味食物，以补益心气，以免肾水克制心火。长夏脾气旺盛，减少入脾的甘味食物，增加入肾的咸味食物，以补益肾气，免得脾土克制肾水。

7. 太冷太热的都别吃

原文 热无灼唇，冷无冰齿。

——《千金翼方·养性·养性禁忌第一》

解读 关于饮食物的冷热问题，中国人和西方人的差异一度引起网络的热烈讨论。拿喝水来说，从古至今，中国人是惯常喝热水的，从热茶、热汤甚至到冬天喝酒也不忘温酒。我们认为喝热水能暖胃，让胃的功能更强，对各种胃肠疾病好；喝热水，能驱散体内寒气，促进血液循环；喝热水，能助消化，帮助排便、排毒等等。尤其是身体寒凉的女性，更是基本不喝凉水，只喝热水。很多中国人认为，人体容易接受与体温近似的温水或热水，而不宜接受温度低的冷水甚至冰水，那太刺激了，不符合养生之道。但是西方人却不以为然，他们认为喝热水会降低体质。如果习惯长期喝热水，身体就无法承受低于自身体温的水，相当于身体的承受和应激能力都下降了，这些是不利于自然生存的状态。牛奶也是这样，中国人习惯喝常温奶或者把牛奶煮热再喝，而西方人更喜欢喝冷藏的巴氏消毒奶。有人因此说，别人能喝我们为什么不能？更有人借此来否定所有的传统习惯。

其实，这种差异的根本原因在于双方的食物谱不同。牛排、培根、奶酪、黄油，每天要喝牛奶，汤里还要加奶油……西方饮食没有中国人那么讲究花样和口

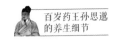
感，却更为实用主义。他们摄入的肉食量、蛋白质量和热量，都比中国人的饮食高。从中医学的角度来看，"鱼生火、肉生痰"，这样的吃法，是要"上火"的。火旺，则阳盛，阳过盛，当然需要阴水来平衡，而冰水或冷水，就是阴性较强的水了，可以很快使身体恢复平衡。这也是为什么很多中国人吃完麦当劳、肯德基里的煎炸食物，也要来一杯冰可乐才会倍感舒适的原因。

　　传统中国人是以素食为主的，随着现代生活方式的改变，我们的食谱也在发生变化，肉食和冷饮在年轻一代的生活中也逐渐变得不可缺少。对于热食还是冷饮的争论可以告一段落了，不妨按照一千多年前孙思邈给我们的建议吧，喜欢热食热饮的就吃热的，不过不要热得烫嘴，否则容易烫伤食道和胃的黏膜。吃冷的饮食舒服就吃冷的吧，不过也别过于冰冷，以至于牙齿都受不了。

8. 老人尽量不吃冷食

> 原文 所以老人于四时之中，常宜温食，不得轻之。
>
> ——《千金翼方·养性·养老大例第三》

解读 对年轻人来说，吃热的和吃冷的可以随心所欲，怎么舒服怎么来。但对于上了年纪的老人来说，一年四季最好都吃温热的食物，这一点不可掉以轻心。孙思邈所说的"温食"有两方面的含义，一是指温度，老人饮食物的温度不宜过烫也不宜过冷；二是指食物的性质，老人要尽量选择温性的食物而少吃寒性的食物。这是因为人到50岁后，身体的阳气开始渐渐衰退，不能克化冷饮或是寒性的食物，勉强吃下去，极易引起消化不良。

9. 老人饮食以清淡甘甜为好

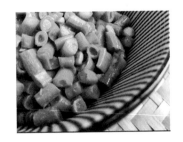

原文 夫善养老者，非其书勿读，非其声勿听，非其务勿行，非其食勿食。非其食者，所谓猪、豚、鸡、鱼、蒜、脍、生肉、生菜、白酒、大酢、大咸也，常学淡食。至如黄米、小豆，此等非老者所宜食，故必忌之。常宜轻清甜淡之物，大小麦面、粳米等为佳。

——《千金翼方·养性·养老大例第三》

解读 人到老年，形神俱衰，这时要格外注意神志的安宁。读书方面，明末清初的大文豪金圣叹曾说："少不读水浒，老不读三国。"《水浒传》中有太多兄弟义气的故事，而这些英雄们的豪情壮志，很容易激发年轻人的血性，做出冲动的事情来。至于"老不读三国"，则是因为《三国演义》中多是曹、孙、刘三方勾心斗角的故事，不是为了争夺地盘用诡计，就是为了害人用阴谋，深谙世故的老人读《三国》，洞悉其中的尔虞我诈，难免会愈加老谋深算、沟壑满胸。另外，上了年纪的人读《三国》，常常会唤起当年纵横四海、气吞八荒的豪情壮志，产生英雄迟暮的感慨，无奈一把辛酸老泪；或者，缅怀自己的遭遇，对于前尘往事猛然觉醒，徒增愤恨。类似这些读来令人情绪激动的书都不利于恬淡心情，不如不读，即所谓"非其书勿读"。

"非其声勿听"，有两层含义。其一，"声"指音乐。老年人不要再去听一些过于喧闹激昂或是过于悲伤阴郁的音乐，以免扰动心神。日常可以聆听一些舒缓清新的音乐，以安神畅志。传统医学向来注重音乐的治疗作用。《寿亲养老新书·置琴》中记载欧阳修通过抚琴治疗自己"幽忧之疾"的故事。现代研究认为，音乐能协调大脑皮质各部分功能间的关系，大脑皮质下的非特殊反射系统和脑干网状结构都会受到音乐的影响。脑电波中 α 波是在人处于安静状态、闭目而清醒时记录到的一种低幅同步波，是大脑皮质处于清醒安静状态时脑电活动的主要表现，这时人的大脑处于最放松的状态。研究发现，古琴音乐特有的"平和之音"最接近于 α 波的波长。古琴音乐不仅能诱发 α 波的出现，使大脑处于放松安静清醒的状态，还可分泌出使人产生愉快感的化学物质——β-内腓肽。其二，"声"指话语。老年人作为一家之长，难免要处理一些家族内部事务。这些事情有愉快的有烦恼的，老年人要懂得回避争吵辱骂等令人不安的嘈杂之声，麻烦事让年轻人去处理，放宽心自得其乐。《红楼梦》中的贾母就是一个好榜样。

"非其务勿行"，老年人虽历经沧桑世事洞明，再纷烦的事务也懂得如何处置，但毕竟心有余而力不足，切忌逞能去做一些过于劳心劳力的事情，得不偿失。

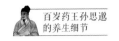
"非其食勿食"，老年人脾胃虚弱，饮食上尤其要多加小心。大鱼大肉、生肉生菜、糙米豆类等难于消化，大酸大咸之物和白酒、葱蒜等容易刺激肠胃，都不适合老年人。日常宜多吃一些轻清甜淡的东西，如大小麦面、粳米等最好。

10. 药菜下饭更养人

原文 身在田野，尤宜备赡，须识罪福之事，不可为食损命。所有资身，在药菜而已。料理如法，殊益于人。枸杞、甘菊、术、牛膝、苜蓿、商陆、白蒿、五加，服石者不宜吃。商陆以上药，三月以前苗嫩时采食之。或煮，或蒸，或炒，或腌，悉用土苏咸豉汁加米等色为之，下饭甚良。蔓菁作蒸最佳。不断五辛者，春秋嫩韭，四时采蘸，甚益。

——《千金翼方·退居·饮食第四》

解读 孙思邈注重饮食养生，主张先通过调节饮食来调理身体，实在不行再服药。对于食物当中一类既能做菜又能作药的所谓"药菜"尤其推崇。认为这些东西加工得法的话，对人的身体很有好处。他列出枸杞、甘菊、术、牛膝、苜蓿、商陆、白蒿、五加等药菜，正在服石的人不宜吃。服石，是指通过内服矿物类药物以延年益寿的养生方法，在我国春秋战国时期就很普遍了。魏晋时期，人们认为金石是恒久不变的象征。人若服食了金石，便会将这种恒久的特性摄入体内，进而获得长寿的效果。而实现这种"转移"的最简单的方法，莫过于直接服食金石类药物，于是有了最初的服食黄金，魏晋以后发展为社会上盛行服用"五石散"。五石散又名寒食散、五石汤，一般认为是由石钟乳、石硫黄、白石英、紫石英、赤石脂等5种温燥的药组成，有温阳益气助火的作用。由于五石散的药性非常猛烈而且复杂，所以服后必须食用冷食来散热，故又称"寒食散"。有时仅仅靠"寒食"来散发药性是远远不够的，还要辅以冷浴、散步、穿薄而宽大的衣服等各种举动来散发、适应药性，所以不能再吃枸杞等温热性质的药菜了。

但是这些药菜一般人还是很适宜的，可以在春天采摘嫩苗，或炒或蒸或煮或腌都是下饭的好菜蔬，蔓荆最好是蒸。如果是能吃带刺激性气味菜蔬的人，春秋时多吃些鲜嫩的韭菜，很有好处。古人称韭菜为"壮阳草"，可防治阳痿、多尿、腰痛、腿软等肾气虚证。现代认为韭菜含有挥发性精油及硫化物等特殊成分，散发出一种独特的辛香气味，有助于疏调肝气，增进食欲，增强消化功能，有散瘀、活血、解毒的功效，有益于人体降低血脂，防治冠心病、贫血、动脉硬化。夏日不应多食，夏日韭菜多老化，纤维多而粗糙，不易被吸收，夏季胃肠功能降低，多食会引起腹胀不适或腹泻。

另外，薤白形状类似蒜，俗名野蒜，自古以来就被作为药食两用之品。生薤白味苦，辛，入肺、大肠经。具有通阳散结、理气宽胸之功效，被作为治疗胸痹的要药使用。熟了之后味道甘美，食之有益。借助薤白利窍滑肠、散结理气的作用，常做成酒、粥、饼、菜等药膳，对痢疾、小儿疳积和心病即冠心病、心绞痛之类，有调养功效。

11. 发酵食物好吃，也要悠着点

原文 曲虽雍热，甚益气力。但不可多食，致令闷愦。料理有法，节而食之。

——《千金翼方·退居·饮食第四》

解读 曲是经发酵后的食物，如中药神曲就是面粉和其他药物混合后经发酵而成的加工品。孙思邈认为这些食物有益健康，但要注意有所节制，多吃易产生内热。

我们现在常吃的发酵食品主要有甜面酱、米醋、豆瓣酱、酱油、豆豉、腐乳、酸牛奶、奶酪等。这些食物能刺激机体免疫系统，调动机体的积极因素，有效地预防疾病，增加营养，预防动脉硬化、冠心病及癌症，降低胆固醇，调整肠道内菌群的平衡，增加肠蠕动，使大便保持通畅，预防大肠癌等。还能有效地控制血压的"上扬"，防止动脉发生硬化，保护心脏。

12. 刚冒冷风莫吃热食

原文 触寒来者，寒未解食热食，成刺风。

——《备急千金要方·养性·道林养性第二》

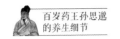
解读 北方严寒地区的人都知道，冬天冻僵的手脚不能马上用热水洗，只能慢慢揉搓，使其慢慢恢复正常温度，才能舒缓过来，否则会出现皮肤坏死。这是因为手脚长时间暴露在寒冷的环境中，血管收缩、血流量减少。这时马上用热水洗会使血管麻痹、失去收缩力，出现动脉淤血，毛细血管扩张，渗透性增强，局部性瘀血。轻的形成冻疮，重的造成组织坏死。

同样的道理，长时间在寒冷环境中的人，脾胃等消化系统的气血不足，如果回到温暖的室内，也要等身体渐渐暖和过来，脾胃功能恢复再吃热东西，否则也易引发疾病。

13. 好好吃饭，别想东想西

原文 夜勿过醉饱食，勿精思为劳苦事。

——《备急千金要方·养性·道林养性第二》

解读 吃饭时不宜过分地思考问题，思虑烦心使大脑活跃，从而抵制脾胃消化吸收，消化不良又影响脾胃化生精微物质供应身体需要。有人曾问佛祖："您都开悟了，是怎么修行的呢？"佛祖说："我吃饭便只是吃饭，睡觉便只是睡觉。"那人说："这和普通人没有区别啊？"佛祖说："普通人吃饭不好好吃饭，百般计较；睡觉不好好睡觉，千般思虑。"的确，认真地吃一顿饭，看似简单，却是我们绝大多数人难以做到的事情。一个人吃饭，不是看手机就是听歌；一群人吃饭，不是聊天就是谈工作。很多中国式育儿中，喂饭成为一大难事，让孩子一边看电视一边吃饭成为无奈的选择。吃的时候，食物变成了配角，人的心思全在食物之外。本来已经调动起来的食欲被其他的事情抑制分散，久而久之，既不能享受美好的滋味又引起食欲减退、营养不良。吃饭时考虑其他问题，血液上充大脑，分

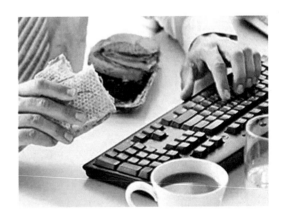

配给消化系统的血液减少，消化液分泌不足，也会引起消化不良。另外，三心二意地吃饭，常常会在不知不觉中吃进过量的东西，引起肥胖。

三、饭后调养不可大意

1. 吃得满头大汗切忌吹风

原文 凡热食汗出，勿当风，发痓头痛，令人目涩多睡。

——《备急千金要方·养性·道林养性第二》

解读 需要注意的是，吃了热东西身体出汗后，不要去有风的地方，因为汗出皮肤腠理开泄，这时当风，风、寒、湿等邪气极易侵入，阻遏阳气，引起头痛、身体困重、嗜睡等。

2. 饭后百步走，摸摸肚子易消化

原文 每食讫，以手摩面及腹，令津液通流。食毕当行步踌躇，计使中数里来，行毕使人以粉摩腹上数百遍，则食易消，大益人，令人能饮食无百病，然后有所修为为快也。

——《备急千金要方·养性·道林养性第二》

解读 饭后活动不仅关系到饮食物能否得到充分消化吸收，而且活动不当的话会引起不必要的病证。俗话说"饭后百步走，活到九十九"，饭后缓行慢步、活动肢体以促进气血运行，加上用手摩腹的动作以帮助脾胃消化，饮食无积滞才能继续进行其他的修行。如果不便出门散步的话，也可以在每次饭后用手摩擦脸部和腹部，同样使津液气血流通。

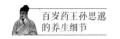
3. 吃饱就躺下不是好习惯

原文 饱食即卧，乃生百病，不消成积聚。

——《备急千金要方·养性·道林养性第二》

解读 吃饱饭后一定要舒展活动身体，促进消化。要是马上卧倒休息，食物得不到充分消化，宿食积聚停留在体内，成为致病因素，引起干呕口臭、嗳腐吞酸、脘闷、腹胀肠鸣等胃肠不适的症状。

4. 吃饱饭后别走得太快

原文 平旦点心饭讫，即自以热手摩腹。出门庭行五六步，消息之。中食后，还以热手摩腹行一二百步，缓缓行，勿令气急，行讫，还床偃卧，四展手足，勿睡，顷之气定，便起正坐。
食饱不得急行。

——《千金翼方·退居·饮食第四》

解读 人进入中老年后，都会发现饭量不如年轻时候，多吃一点就肚子胀，这是随着年龄的增加，脾胃的消化功能开始衰退的表现。为了健脾和胃，帮助消化，除了注意饮食物的品种和数量外，还应该配合一些小功法的练习，摩腹就是很好的选择。

早上一般吃得少，吃完饭后，先把双手搓热然后双手叠加放于肚脐。以肚脐为圆心划圈摩腹，渐渐加大圆的范围。边摩腹边出门慢走五六步。中餐一般吃得较饱，饭后仍然要搓热双手摩腹行走，走的时间要稍微长一些，频率尽量舒缓一些，不能走得气喘吁吁。走完一二百步回到室内，到床上仰卧，伸展四肢，调整气息，不要睡着了。等气息平定后再坐起来活动。

饭后无论是散步还是出门办事，一定要注意走得慢一些，不能走快。人在进食后，胃部处于充盈状态，这时必须保证胃肠道有充足的血液供应，以进行初步消化。如果起身匆忙走路，势必会有一部分血液集中到运动系统去，延缓消化液的分泌，容易诱发功能性消化不良。步履缓慢的散步加上摩腹能促进胃肠蠕动，有助于胃肠消化液的分泌和食物的消化吸收，尤其适合平时活动较少、形体较胖或胃酸过多的老人。但一些体质较差，特别是患有胃下垂等病的老人，非但饭后不宜散步，就连一般的走动也应减少，以免加重胃的负担。

四、马无夜草不肥？错了

原文 人不得夜食。又云：夜勿过醉饱食。

　　　　　　　　　　　　——《备急千金要方·养性·道林养性第二》

解读 孙思邈在一千多年前的唐代就认识到，晚餐吃得过晚过饱对养生不利，他主要是从消化的角度来说。

从现代角度认识，这样做的危害也是很大的。晚餐若吃太好吃太饱，血糖和脂肪酸的浓度会加速脂肪的合成，加上晚间活动量小，容易造成脂肪肝；长期晚餐过饱，经常刺激胰岛素大量分泌，很容易造成胰岛素负担加重，加速老化，进而诱发糖尿病；晚餐若吃过饱，蛋白质食物无法完全被消化，在肠道细菌的作用下，产生有毒物质，加上活动量小及进入睡眠状态中，使得肠壁蠕动慢，延长有毒物质停留在肠道内的时间，增加大肠癌发病率。

晚餐内容若偏荤食，加上睡眠时的血流速度减缓，大量血脂就会沉积在血管壁上，进而引起细小动脉更收缩，外周血管阻力增高，容易让血压猛然上升，也加速全身小动脉的硬化；晚餐的盛食、饱食，必然造成胃肠、肝、胆、胰脏在睡眠时仍不断工作且传讯息给大脑，使大脑处于兴奋状态中，造成多梦、失眠等。

吃饭过饱，血中糖、氨基酸、脂肪酸浓度就会增高，再加上晚上人们活动最少、热量消耗最少，多余的热量在胰岛素作用下合成脂肪，逐渐使人发胖；晚餐经常摄入过多的热量，可引起血胆固醇增高，过多的胆固醇堆积在血管壁上，久而久之就会诱发动脉硬化和冠心病。

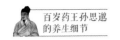
五、不是所有的节食都叫辟谷

1. 盲目跟风的辟谷有害身体

原文 郄愔曰：夫欲服食，当寻性理所宜，审冷暖之适。不可见彼得力也，我便服之。……夫人从少至长，体习五谷，卒不可一朝顿遗之。凡服药物为益迟微，则无充饥之验，然积年不已，方能骨髓填实，五谷俱然而自断。

——《备急千金要方·养性·服食第六》

解读 断食辟谷原本是道教养生的方法之一，近些年来，随着传统文化的复兴，道教养生的观念和方法渐入人心，更多的普通人开始尝试断食辟谷。有的是跟随社会上的辟谷培训班，还有的干脆在家自己随意断食。产生各种不适的新闻屡见报端，常常因此激起少数反传统人士对辟谷的口诛笔伐。

孙思邈早已注意到当时社会上类似任意辟谷以致弊病的现象，谆谆告诫大家，人依赖饮食五谷延续生命，一般人的身体早已习惯一日三餐，贸然地停止进食，会使身体产生各种不适应。道家的辟谷修炼是有一整套自己的程序和方法的，通常都要在师父的指导下，配合一定的药物，根据个人身体状况制订计划，通过长时间循序渐进的修炼，才能达到骨髓填实气血充盈，之后自然而然地减少甚至绝断食，达到所谓"气满不思食"的境界。

2. 急功近利的辟谷反而伤人

原文 今人多望朝夕之效，求目下之应，腑脏未充，便以绝粒，谷气始除。药未有用，又将御女，形神与俗无别，以此致弊，可不怪哉！

——《备急千金要方·养性·服食第六》

解读 如果不遵守这些修炼的方法，不考虑自身的情况，只是看见别人得益，盲目追求短时间的效应，在脏腑尚未充实的时候就擅自断食，但是日常生活，包括性生活，还和平常人一样，就难怪造成消化功能紊乱、原有疾病加重等种种不良后果了。

更需要警惕的是，现在各种养生机构遍地开花，都喜欢拿辟谷做噱头，养生辟谷、减肥辟谷、清肠辟谷、美容辟谷、驻颜辟谷等让人眼花缭乱。2014年"焦点访谈"节目曾有某人以教辟谷为名，进行欺诈而敛财上亿元的报道。不良养生机构，借着辟谷的外衣，进行产品销售，例如：辟谷期间要吃某种产品，要服用某某保健品，或喝他们自制的某种营养品等等。

六、酒不醉人人自醉

1. 小酌怡情，喝多伤身

原文　又饮酒不欲使多，多则速吐之为佳，勿令至醉，即终身百病不除。久饮酒者，腐烂肠胃，渍髓蒸筋，伤神损寿。

——《备急千金要方·养性·道林养性第二》

解读　酒对人类健康是一把双刃剑。酒能通经活络，加速血液循环，有效调节改善体内生化代谢与传导，在酒中配加中药成分可以借酒力治愈许多顽症疾病。长期处于孤独抑郁和紧张状态的人适量饮酒能够缓解忧虑与紧张心理，使人精神愉悦，减少发怒不满、孤独不快，改善睡眠质量，陶冶性情。

但另一方面，酒精的解毒主要是在肝脏内进行的，饮酒对肝脏的损害特别大。酒精能损伤肝细胞，引起肝病变。连续过量饮酒者易患脂肪肝、酒精性肝炎，进而可发展为酒精性肝硬化，最后可导致肝癌。一次饮酒量过多不仅会引起急性酒精性肝炎，还可能诱发急性坏死性胰腺炎，严重者危及生命。

酒精能刺激食道和胃黏膜，引起消化道黏膜充血、水肿，导致食管炎、胃炎、胃和十二指肠溃疡等。长期过量饮酒可使心肌发生脂肪变性，减小心脏的弹性收缩力，影响心脏的正常功能。

酒精还能使人失去自控能力，有增加事故和暴力行为的危险。酒精也是一种致畸因素，能诱发胎儿先天性畸形。

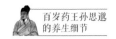
2. 喝醉乱躺易生病

原文 醉不可以当风，向阳令人发强，又不可当风卧，不可令人扇之，皆即得病也。醉不可露卧及卧黍穰中，发癫疮。

——《备急千金要方·养性·道林养性第二》

解读 饮酒后容易出汗，导致毛孔张开，容易感受风寒，而醉酒状态下，人的神志不清，对风寒邪气的感知力下降，往往不能及时作出反应，会引发一系列疾病。所以饮酒后不能着凉。

3. 喝多吃多都是病

原文 醉不可强食，或发痈疽，或发喑，或生疮。醉饱不可以走车马及跳踯。

——《备急千金要方·养性·道林养性第二》

解读 醉酒的时候人就会口齿不清，步态蹒跚，酒精浓度达到一定程度甚至会引起猝死。人对酒精的承受力差异很大，这是因为胃肠吸收能力和肝脏的代谢处理能力不同。在医学上，酒醉实际上是急性酒精中毒，过量酒精引起中枢神经系统兴奋或抑制状态。在这种状态下，人对自己行为的控制能力大大降低，比如无节制地吃东西，导致湿热蕴内产生痈疽疮疡；如果醉酒状态下进行跳跃动作，身体不能维持平衡，导致跌仆受伤；醉酒时尤其不能开车（孙思邈时代指驾车或骑马），由于中枢神经的控制能力下降，导致车祸发生。

4. 喝醉行房小心性命

原文 醉不可以接房，醉饮交接，小者面黚、咳嗽，大者伤绝脏脉损命。

——《备急千金要方·养性·道林养性第二》

解读《黄帝内经》中明确指出："醉以入房，以欲竭其精，以耗散其真……故半百而衰也。"意思是说，人在酒后行房事，由于酒精的刺激，性器官充血兴奋，使人失去自制力，性交过程中常常难以把持，而导致房事过度，肾精耗散过多，从而引起早衰。一些人习惯酒后行房，认为这样能"提高质量"。其实，酒后尤其是大量饮用烈性酒后，有时反而导致男子阴茎勃起不坚或早泄，妨碍性生活和谐。

第三节
一动一静，皆是学问

一、拉撒不是小事

1. 大小便强忍不得

原文 凡人饥欲坐小便，饱则立小便，慎之无病。又忍尿不便，膝冷成痹，忍大便不出，成气痔。小便勿努，令两足及膝冷。

——《备急千金要方·养性·道林养性第二》

解读 大、小便是人体排出食物水液代谢后糟粕的主要途径，与肠道、肺、脾、肾、膀胱等脏腑的关系极为密切。古代养生家十分重视小便卫生。保持小便清洁、通利，是保证身体健康的重要方面。

排尿是生理反应，因此有尿时要及时排出，经常强制憋尿，会使膀胱过度充盈，膀胱肌肉会逐渐变得松弛无力，收缩力量变弱，很容易有尿频、尿失禁的困

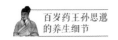

扰。长期憋尿还会降低膀胱黏膜的抵抗力，使细菌有机可乘，造成尿路感染，严重的出现急性膀胱炎、血尿等。

强忍大便危害也极大，粪便在肠道里停留太久，会压迫肠道的静脉，使肛门直肠周围的静脉血液，不容易流回到心脏里，容易造成痔疮。粪便长时间在肠道里停留，水分被吸收得过多，变得又干又硬，造成便秘。排便的时候要屏住呼吸，用更大的力气，从而增加腹腔的压力，使原有脱肛的人，症状更加严重；高血压的病人，血压增高，甚至出现脑出血等。

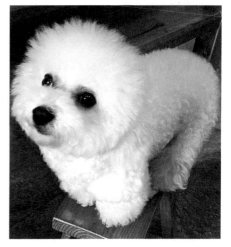

2. 大便太过用力反而受伤

原文 大便不用呼气及强努，令人腰痛目涩，宜任之佳。

——《备急千金要方·养性·道林养性第二》

解读 大小便不能忍也不要去强努力排，否则都会损伤肾与膀胱之气，对身体健康造成损害。从现代医学角度来说，用力屏气排便时，腹壁肌和膈肌强烈收缩，使腹压增高，血压骤升可导致脑出血，心肌耗氧量的增加可诱发心绞痛、心肌梗死及严重的心律失常，两者都可能造成猝死。

憋尿太久后突然排尿也会有危险。因为会造成迷走神经变得过度兴奋，同时膀胱排空过快，血液往下走，促使血压降低、心率减慢、脑供血不足，从而诱发排尿晕厥。晕厥后，如果病人没有得到及时救治，就很可能有生命危险。

男子排尿时的姿势也有宜忌，孙思邈提出"饥欲坐小便，饱则立小便"。《老老恒言》解释其道理说："饱欲其通利，饥欲其收摄也。"

二、睡觉是头等大事

1. 睡觉不妨多些讲究

原文 凡人卧，春夏向东，秋冬向西，头勿北卧，及墙北亦勿安床。凡欲眠，勿歌咏，不祥起。上床坐先脱左足，卧勿当舍脊下。卧讫勿留灯烛，令人魂魄及六神不安，多愁怨。人头边勿安火炉，日久引火气，头重目赤，睛及鼻干。夜卧当耳勿有孔，吹入即耳聋。夏不用露面卧，令人面皮厚，善成癣，或作面风。冬夜勿覆其头，得长寿。凡人眠，勿以脚悬踏高处，久成肾水及损房。足冷人每见十步直墙，勿顺墙卧，风利吹入人，发癫及体重。人汗勿跨床悬脚，久成血痹，两足重，腰疼。又不得昼寝，令人失气。卧勿大语，损人气力。暮卧常习闭口，口开即失气，且邪恶从口入，久而成消渴及失血色。屈膝侧卧，益人气力。胜正偃卧，按孔子不尸卧，故曰：睡不厌蹴，觉不厌舒。凡人舒睡，则有鬼痛魔邪。凡眠先卧心后卧眼，人卧一夜当作五度，反覆常逐更转。凡人夜魇，勿燃灯唤之，定死无疑，暗唤之吉；亦不得近前急唤。夜梦恶不须说，旦以水面东方之，咒曰：恶梦着草木，好梦成宝玉。即无咎矣。

——《备急千金要方·养性·道林养性第二》

解读 这里孙思邈对睡眠的朝向、位置、姿势、环境、注意事项等作了周到细致的要求。有些为古代禁咒内容，例如做恶梦后念咒语，也只起到安抚惊吓的作用，并无科学根据。这些要求总体而言有两个目的，一是避免睡眠时受风寒。如不要在北面睡觉，因人入睡后阳气潜藏，护外的功能不足，而屋子的北面风较大，容易感受风寒邪气而生病于无形。二是尽量得到充分的休息。如不要蒙头睡觉，蒙头睡觉氧气不足，人容易缺氧而感到胸闷气急，半夜惊醒。睡觉前不唱歌不大声讲话，睡觉后旁边不留烛灯，以免扰神，影响睡眠质量。

关于睡眠的姿势，主要有仰卧、俯卧、侧卧三种，古人推崇的是"卧如弓"的侧卧，称为"吉祥睡"，而把"仰卧"称做"尸卧"。孔子说："寝不尸，居不客。"意思就是睡觉不要像死尸那样躺着，居家时不要像做客那么拘束。可能是受孔子观点的影响，古人睡觉时最忌讳"挺尸"，提倡"睡不厌屈，觉不厌伸"。

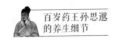

道家持有类似的观点，认为"仰面伸足睡，恐失精，故宜侧曲"。孙思邈也认为屈膝侧卧有助于增加身体的能量。

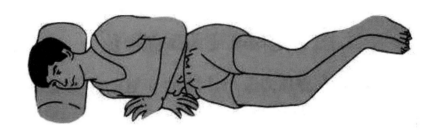

2. 好梦恶梦都不必说

原文 凡梦之善恶并勿说为吉。

——《备急千金要方·养性·道林养性第二》

解读 国外有关的最新研究表明：人的一生大约有1/3的时间是在做梦。做梦是人在睡眠过程中产生的一种正常心理现象。一般情况下，人在睡眠时大脑神经细胞都处于抑制状态，这个抑制过程有时比较完全，有时不够完全。如果没有完全处于抑制状态，大脑皮层还有少数区域的神经细胞处于兴奋，人就会出现梦境。生活中的焦虑压力、疾病药物甚至食物、睡姿等因素都有可能引发恶梦。一般恶梦都给人极不愉悦的心情，所以孙思邈主张做了恶梦后不要再次去向别人述说，免得重温不愉快甚至是恐怖的心境。就算是好梦，也不必再次陈述。梦境毕竟离奇，太将梦境当回事，易扰乱心神。

3. 梦魇的人最怕突然被叫醒

原文 人夜魇，勿燃灯唤之，定死无疑，暗唤之吉。亦不得近前急唤。

——《备急千金要方·养性·道林养性第二》

解读 恶梦有时还会引起梦魇。人被恶梦惊醒时，会突然感到仿佛有千斤重物压在身上喘不过气来，似醒非醒，似睡非睡，想喊喊不出，想动动不了。人们感到不解和恐怖，就好像有个透明的东西压在身上，再加上配合梦境，就被给了个"形象"的名字——鬼压身。其实，这在医学上叫"梦魇"，同做梦一样，梦魇也是一种生理现象。当人从梦境中突然清醒时，大脑的一部分神经中枢已经醒了，但是支配肌肉的神经中枢还未完全醒来，所以虽然有不舒服的感觉却动弹不得，这时，如果有人叫醒他，梦魇就会立即消失。

叫醒梦魇中的人是有讲究的，不能突然凑近他急促地呼唤，也不要在他近旁突然开灯叫唤，这样会使得梦魇中的人更加受惊吓，引起猝死等不良后果，而应该缓缓地轻轻地呼唤他的名字，让他慢慢恢复过来。

三、动静结合，调养身心

1. 散步读书勤洗澡，神清气爽精神好

原文 四时气候和畅之日，量其时节寒温，出门行三里二里，及三百二百步为佳，量力行，但勿令气乏气喘而已。亲故邻里来相访问，携手出游百步，或坐，量力，宜谈笑简约其趣，才得欢适，不可过度耳。人性非合道者，焉能无闷？闷则何以遣之，还须蓄数百卷书。《易》《老》《庄子》等，闷来阅之，殊胜闷坐。衣服但粗缦可御寒暑而已，第一勤洗浣，以香沾之，身数沐浴，务令洁净，则神安道胜也。浴法具《养生经》中。所将左右供使之人，或得清净弟子，精选小心少过谦谨者，自然事闲，无物相恼，令人气和心平也。凡人不能绝嗔，得无理之人易生嗔喜，妨人道性。

——《千金翼方·退居·养性第五》

解读 孙思邈对老年退休后的生活作了细致的安排，首先身体上要有动有静。人到老年血气逐渐衰少，活动日益不便，所以更好居家安静。即使日常宅在家里，也要看看书，不要一味坐着而无所事事。室内空气本来就不够畅通，人待

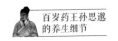
久了，容易产生烦闷不舒畅的感觉，呆坐着，要不就是脑子里杂念纷纷，要不就陷入混沌，都会加重烦闷的感觉。看书太久也易伤肝（肝开窍于目），在天气合适的时候，可以出门走上几里路。运动量要根据自己的身体情况量力而行，达到活动的目的就好，不要累得气喘吁吁。居家中，难免要接待来访客人，不管是在家欢坐聊天，还是一起出门逛逛，老人都应该注意不能过度疲劳，一定要适可而止，不要碍于情面，勉强支撑。

有些老人年轻的时候挺爱干净的，退休之后，社会交往减少，洗漱等活动多少有些不便，就开始不愿意收拾自己，变得邋遢了。不讲究个人卫生是招致皮肤病等很多疾病的主要原因，而老年人得病更难恢复。身体不干净，往往给人不舒服的感觉，也会让周围人嫌弃。所以要勤换衣洗澡，保持身体洁净，可以用香料辅助提神，让自己通身舒适，保持愉悦的心情。还要注意挑选身边服侍的人，要老诚厚道之人，不要那些不讲道理、喜欢招惹是非的。这样的人在身边，总会引起各种事端，让老人时常生气。

2. 早起之后先练一会气功

原文 鸡鸣时起，就卧中导引，导引讫，栉漱即巾。巾后正坐，量时候寒温，吃点心饭若粥等。若服药者，先饭食服吃药酒。消息讫，入静烧香静念，不服气者亦可念诵，洗雪心源，息其烦虑。良久事讫，即出徐徐步庭院间散气，地湿即勿行。

——《千金翼方·退居·养性第五》

解读 平时的起居要动静结合。早上鸡叫时就起床，洗漱之前先做做健身导引功法。洗漱之后吃早饭，根据季节变化和天气冷暖，选择米饭、点心或稀粥。要吃药的，一般在饭后吃。早饭结束后，一个人到安静的房间，

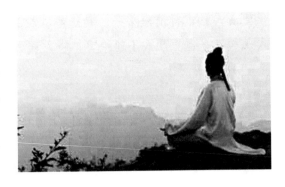

烧香静坐，练习呼吸静功。没有练功习惯的，也可以在静室里念诵一些好的诗词文章，让心情安静下来，把烦恼忧虑的事情都抛开。收功或心情平复后，走出房间到院子里缓缓散步，如果刚下过雨，院里地上还是湿的，就不要去了，改在房间里踱步散气也好。

四、跟着季节来养生

1. 按季节不同调好生物钟

原文 是以善摄生者，卧起有四时之早晚，兴居有至和之常制。

——《备急千金要方·养性·养性序第一》

春欲晏卧欲早起；夏及秋欲侵夜乃卧，早起；冬欲早卧而晏起，皆益人。虽云早起，莫在鸡鸣前；虽言晏起，莫在日出后。凡冬月忽有大热之时，夏月忽有大凉之时，皆勿受之。

——《备急千金要方·养性·道林养性第二》

解读 善于保养自己身体的人，作息要按照四季的变化而变化，生活起居应非常地有规律，让自己体内的生物钟与天道运行一样。孙思邈所说的"四时"即四季，并不以阳历来算，而是按二十四节气来分。立春日到立夏日前一天为春天，包括立春、雨水、惊蛰、春分、清明、谷雨等6个节气。立夏日到立秋日前一天为夏天，包括立夏、小满、芒种、夏至、小暑、大暑等6个节气。立秋日到立冬日前一天为秋天，包括立秋、处暑、白露、秋分、寒露、霜降等6个节气。立冬日到立春日前一天为冬天，包括立冬、小雪、大雪、冬至、小寒、大寒等6个节气。这四个季节天地运行的规律不同，人也应该顺应天地，随季节变换调整自己的作息时间和情志活动。

春天阳气升发，万物复苏欣欣向荣，此时人体的阳气也顺应自然，向上向外疏发。春季养生必须掌握春令之气升发舒畅的特点，注意保卫体内的阳气，使之

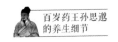
不断充沛，逐渐旺盛起来，凡有耗伤阳气及阻碍阳气的情况都应该避免。晚上晚点睡觉，早上早些起床，起床后松开头发穿着宽松的衣服在院子里走一走。积极做计划开展工作，尽量对别人给予帮助。

夏天天阳下济，地热上蒸，天地之气上下交合，各种植物大都开花结果了，万物繁荣秀丽。夏季是一年里阳气最盛的季节，气候炎热而生机旺盛。对于人来说，此时是新陈代谢旺盛的时期，人体阳气外发，伏阴在内，气血运行也相应地旺盛起来。为适应炎热的气候，皮肤毛孔开泄，而使汗液排出，通过出汗调节体温。夏天养生的基本原则：在盛夏防暑邪；在长夏防湿邪；同时又要注意保护人体阳气，防止因避暑而过分贪凉，从而伤害了体内的阳气。现在家里都有空调，夏天常常因吹空调冷风过度而产生各种疾病。要注意开空调时室内外的温差不宜超过5℃，室内温度不低于25℃。入睡时，最好关上空调机；空调房里不要长期关闭，要每天保证时间打开通风。当在室内感觉有凉意时，要站起来适当活动四肢和躯体，以加速血液循环。患有冠心病、高血压、动脉硬化、关节痛等慢性病人，尤其是老年人，不要长期呆在冷气环境里。夏天也要晚点睡早点起，由于日照时间长，人容易疲劳，调整心态不要产生厌烦情绪。

秋天阳气渐收，而阴气逐渐生长起来。万物成熟到了收获的时候。秋季是由热转寒，"阳消阴长"的过渡阶段，人体的生理活动也相应改变。秋季养生要把保养体内的阴气作为首要任务，以适应自然界阴气渐生而旺的规律，从而为来年阳气生发打基础，要避免耗精而伤阴气的活动。秋天要早睡早起，不能熬夜。因为夜晚本来是阴气的上升阶段，这时候如果不休息，阳气不能潜藏入里，依旧旺盛于外，势必损伤人体阴精。这也是经常熬夜的人容易上火的原因。另外，秋天也要调整情志，使心情安宁平稳。

冬天草木凋零，冷冻虫伏，自然界万物闭藏，人体的阳气也要潜藏于内。冬季养生的基本原则以敛阴护阳为根本。由于阳气的闭藏，人体新陈代谢水平相应较低，因而要依靠生命的原动力"肾"来发挥作用，以保证生命活动适应自然界变化。人体能量和热量的总来源在于肾，就是人们常说的"火力"。"火力"旺，反映肾脏功能强，生命力也强；反之，生命力弱。冬季时节，肾脏功能正常，则可调节机体适应严冬的变化，否则，将会使新陈代谢失调而发病。保证肾气旺的关键在于防寒保暖。冬天要早睡晚起，等太阳升起来了再起床。冬天也要减少运动，特别是出汗的运动，以免扰动阳气。冬天有晨练习惯的人要推迟运动时间，等太阳出来了再进行。这是因为晚上植物吸入氧气吐出二氧化碳，早上太阳出来之前，地表的空气比较脏，随着太阳上升，光合作用增强，氧气多了，空气质量才有改变。现在很多城市环境污染严重，尤其是冬天雾霾频发。有些老年人坚持戴口罩在极差的空气中锻炼，是非常不可取的。

2. 冬天尽量少出汗

原文 故云：冬时天地气闭，血气伏藏，人不可作劳出汗，发泄阳气，有损于人也。

——《备急千金要方·养性·道林养性第二》

解读 冬天树木凋零，水也结上冰，天地闭藏。人和天地相应，冬天人的血气也应该伏藏在里，劳作出汗太过的话，阳气被发泄于外，对健康不利。所以冬季锻炼也要控制运动量，避免剧烈运动，出汗过多。

3. 鸡叫到日出是最佳起床时间

原文 春欲晏卧早起，夏及秋欲侵夜乃卧早起，冬欲早卧而晏起，皆益人。虽云早起，莫在鸡鸣前；虽言晏起，莫在日出后。

——《备急千金要方·养性·道林养性第二》

解读 按照《黄帝内经》中的养生建议，人要根据四个季节的不同来调整自己的起居，春天要晚睡早起，夏天和秋天要早睡早起，冬天则要早睡晚起。这个早和晚是有标准的，早不能在鸡鸣之前，晚也不要在日出之后。

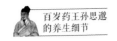

4. 天气异常变化要加倍小心

原文 凡冬月忽有大热之时，夏月忽有大凉之时，皆勿受之。人有患天行时气者，皆由犯此也。即须调气息，使寒热平和，即免患也。

——《备急千金要方·养性·道林养性第二》

解读 突如其来的异常天气变化，比如冬天本该寒冷，却忽然气温高于寻常，或者在本该炎热的夏天，突然气温大幅降低，这些往往都是致病因素，古人称之为"天行时气"。人如果感受这种时气，容易得病。可以通过调节呼吸的功法练习，来使寒热调和，预防病证。

精神平和，德寿兼备

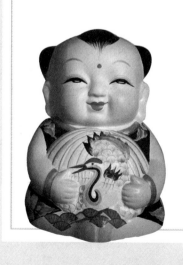

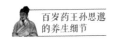

第一节
恬淡心安，养生之本

一、老了就要服老，任性要不得

1. 倚老卖老要不得

原文 老人之性，必恃其老，无有藉在，率多骄恣，不循轨度。忽有所好，即须称情。即晓此术，当宜常预慎之。

——《千金翼方·养性·养老大例第三》

解读 人到老年，有些行为会变得像孩童一样性格执拗、不听劝解、固执己见，想干啥就干啥，想要什么东西就一定要得到满足。这个现象从生理上说是因为衰老引起大脑功能的退化，大脑神经抑制功能的下降造成自制能力下降。从心理上分析，老年人各种正常需求难以满足时会不自觉地用孩童时期的幼稚方式来表达愿望。另外，也和缺乏脑力锻炼有关。

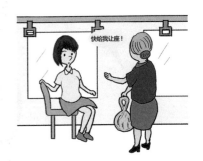

2. 衰老是自然规律

原文 论曰：人年五十以上，阳气日衰，损与日至，心力渐退，忘前失后，兴居怠惰，计授皆不称心。视听不稳，多退少进，日月不等，万事零落，心无聊赖，健忘嗔怒，情性变异，食饮无味，寝处不安，子孙不能识其情，惟云大人老来恶性不可咨陈。

——《千金翼方·养性·养老大例第三》

解读 古代由于生活和医疗条件的限制，人均寿命较短，所谓"人活七十古来稀"，因此到了50岁就已经算是个老年人了。再加上正常的生理变化，到50岁以上，随着气血的渐少，不仅阴气虚，阳气也日渐衰少，神气失养，人的神明由心所主，出现心神不济而导致健忘，人的日常起居也日益懈怠，处理事情也往往不能称心如意。视力听力都随着身体的衰老而下降，对周围的人和事情也没有以往的热情，而且性情开始发生改变，味觉也减退了，吃东西没味道，觉也不能睡安稳，莫名烦躁，容易发脾气。这些都是人渐渐衰老的表现，家里的后辈不能理解这是自然现象，还以为是老年人的古怪。

3. 不痴不聋，不做家翁

原文 故养老之要，耳无妄听，口无妄言，心无妄念，此皆有益老人也。

——《千金翼方·养性·养老大例第三》

解读 "老小孩"是人衰老过程中正常的心理变化，但还是需要加以控制，否则对养生不利。日常生活中要注意不要什么话都去听，什么话都去说，免得招惹是非徒增烦恼。"老小孩"往往心理像孩子一样脆弱，一点小事都会引起焦虑、伤感等情绪。如果耳根不清静，总听些闲话，心情就难得平静。同时，"老小孩"又总是像孩子一样只顾自己感受，有时伤害了别人而不自知。如果遇事不控制情绪，口无遮拦，非常容易导致不必要的争执。老年人最好自己知道有这样的心理变化，主动加以防范，遇上和亲人儿女或其他社会关系发生矛盾时，理性对待，就事论事，解决问题，而避免心头杂念丛生，特别是从坏处考虑，甚至有被迫害妄想。这些念头不仅于事无补反而有害。

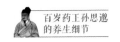
原文 （老人）家事付与儿子，不得关心，所营退居，去家百里五十里，但时知平安而已。应缘居所要。并令子弟支料顿送。勿令数数往来惯闹也。

——《千金翼方·退居·养性第五》

解读 俗话说"不痴不聋，不做家翁"。在封建大家庭里，老人常常为一家之主，事无巨细，都要操心过问。若是从养生出发，在自己体力精力下降的时候，不要再勉强维持，要放手退居二线，把家里的一应事务都交付给下一代去打理。自己搬到离家几十里的地方静修，地方不要太远，能和孩子们互报平安就好。生活所需的东西，让孩子们备齐一次送来，送东西的频率不必太勤，人来人往吵闹不堪，同时也难免带来一些家长里短，扰乱老人心境。

这些建议在现代也有借鉴意义。现在一些父母不仅在孩子婚恋问题上大包大揽，在孩子独立生活之后，还不放手，时常以各种理由干涉小家庭，有的甚至要求孩子结婚后还必须随父母住。让孩子夹在配偶和父母之间，承受家庭矛盾的痛苦。有人提出，孩子与父母之间要有"一碗汤"的距离。也就是孩子和父母分开来住在相距不远的两处，可以送一碗热汤互相照顾，彼此又有个人的生活空间。这与孙思邈在此条中提出的老人退居理念可谓是不谋而合。

二、清心寡欲，不必瞎操心

1. 少放闲事在心头

原文 彭祖曰：道不在烦，但能不思衣食，不思声色，不思胜负，不思曲直，不思得失，不思荣辱。心勿烦，形勿极，而兼之以导引、行气不已，亦可得长生，千岁不死。凡人不可无思，当以渐遣除之。

——《备急千金要方·养性·调气法第五》

解读 "人非草木，孰能无情。"喜、怒、忧、思、悲、恐、惊是人对事物的7种情绪反应，中医学称七情，人人都有。正常的七情活动并不影响健康，过分的情绪激动才对人体有害，甚至可能危及生命。负面情绪持续过久或强度过大，可导致中枢神经系统功能失调，内分泌紊乱，免疫功能下降，从而引起机体功能变化。

当一个人惊慌、愤怒、过于激动时，交感神经兴奋性增强，心跳加快且心律不齐，血压急剧上升常可导致心脑血管疾病的加重甚至死亡。临床上因狂喜、暴怒、焦虑等急慢性精神应激导致冠心病反复发作或猝死的情况时有发生。值得注意的是，并非只有负面情绪才是有害的，正性情绪也不能过度。例如"喜"在正常情况下能使人气血平和通利，有益于身心健康，但"过喜伤心"，也会引起不良后果，古代的"范进中举"就是例子。

2. 老人养生做好"十二少"

原文 勿汲汲于所欲，勿悁悁怀忿恨，皆损寿命。若能不犯者，则得长生也。故善摄生者，常少思、少念、少欲、少事、少语、少笑、少愁、少乐、少喜、少怒、少好、少恶。行此十二少者，养性之都契也。

——《备急千金要方·养性·道林养性第二》

解读 七情当中，最极端也是最强烈的就是爱与恨。对喜欢的人或东西急于得到念念不忘，对厌恶的人或事物忿恨不平难以释怀。长期处于这样极端的不稳定情绪中，身体器官会发生物理性变化，比如经常的烦恼、渴望会使肌肉绷得过紧，肩部或颈部肌肉发生各种疼痛。另外，如果一个人长期情绪不佳，身体经常处于不正常的激活状态，对细菌、病毒或过敏性物质的抵抗力下降，是引起包括癌症在内的疾病的重要原因。临床调查发现，癌症病人大多有长期焦虑、抑郁、失望而不善于宣泄的经历。

3. 大喜大怒都伤身

原文 忍怒以全阴，抑喜以养阳。

——《备急千金要方·养性·养性序第一》

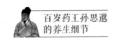
解读 人的七情和五脏是相对应的。心对应喜,肝对应怒,脾对应思,肺对应悲,肾对应恐。七情一般情况下不致病,过于强烈、突然或持久时,会引起相应脏腑气血功能的紊乱。肝藏血,主怒,古人拿它比作将军,性质刚烈,具有疏通、调畅全身气机的作用。肝火易旺,人发怒时引起肝阳上亢,肝阴受损。古人用"制怒""忍"作为座右铭,是为保全肝阴。

常言说:"人逢喜事精神爽。"当人喜乐、高兴的时候,就会感到精神愉快,全身舒畅。因为它能促使气血流畅,营卫通调,所以适度喜乐有益身心,是健康人正常的情志活动。但如果过度喜乐,不仅无益,反而使心气散乱,精神不能集中,所谓"喜伤心"。

过分的喜,不仅伤心,而且能伤肺,因为心、肺同属上焦。大喜伤心,心属火,所以养生要抑制过喜以保养阳气。若喜出望外而不加抑止,就会如范进闻得中举喜讯后一样地发狂。忍怒与抑喜是调节心态的自理能力,是个历练修养的过程。

三、不偏不倚,保持平和心态

1. 以平等之心待人待物

原文 凡心有所爱,不用深爱,心有所憎,不用深憎,并皆损性伤神。亦不可用深赞,亦不可用深毁,常须运心于物平等,如觉偏颇,寻改正之。

——《备急千金要方·养性·道林养性第二》

解读 喜怒爱恨等情绪变化是人体适应外界刺激的不同反应,属于正常的精神活动范围。愿望实现、紧张解除、轻松愉快产生喜,愿望受阻、行为受挫产生怒,追求、盼望破灭产生悲,遇到危险无力应付产生恐,等等。正如《黄帝内经》中说"人有五脏化五气,以生喜怒悲忧恐"。

有些人认为修炼就是要把七情练没有了,达到任何事都不能引起情绪变化的程度。其实这根本是不可能的,也是没有必要的。只要是脏腑功能正常的人，在生活中，不可避免地会产生各种情绪变化，这些精神活动是人生命活动的一部分。如果真的对外来刺激淡漠而没有反应，反而是精神异常的表现。

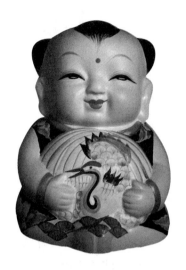

七情只有在过度强烈和持久时，才会影响人的生理功能，成为致病因素。比如爱作为一种积极情绪，无论是爱人还是被爱，正常情况下都可以给人带来感官愉悦和心理享受，增加人的幸福感，提高创造力，有利于身体康复和疾病的预防。但一旦爱到刻骨铭心，就往往迷失其中不能自拔，过度痴迷带来的猜疑嫉妒往往让人陷入患得患失的忧虑之中，甚至因爱生恨，产生身心痛苦。憎恨也是如此。所以对人对事对物，不管是自己喜欢的还是厌恶的，都要控制好情绪，不让自己过度深陷其中，从而劳心伤神，影响健康。

2. 要想养生，先除"十二多"

原文 故善摄生者，常少思、少念、少欲、少事、少语、少笑、少愁、少乐、少喜、少怒、少好、少恶。行此十二少者，养性之都契也。多思则神殆，多念则志散，多欲则志昏，多事则形劳，多语则气乏，多笑则脏伤，多愁则心慑，多乐则意溢，多喜则忘错昏乱，多怒则百脉不定，多好则专迷不理，多恶则憔悴无欢。此十二多不除，则荣卫失度，血气妄行。丧生之本也。惟无多无少者，几于道矣。

——《备急千金要方·养性·道林养性第二》

解读 孙思邈提出的养生要做到"十二少"，杜绝"十二多"。认为"少思、少念、少欲、少事、少语、少笑、少愁、少乐、少喜、少怒、少好、少恶"是养生的关键所在。

所谓"少"，是和"多"相对而言的，有切莫"太过"之意。对待"思、念、

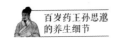
欲、愁、乐、喜、事、语、好、恶、怒、笑"都要有节制，不太过。"心之官则思"，人要适应生活，适应自然环境和社会环境，就要用"思"。但不加节制，思虑过度，就会损伤心脾。人在生活中，难免有不如意的事情会使你发愁动怒，但贵在尽量少发愁、少动怒。多愁伤肺，多怒伤肝。同样过喜、过乐也会损精耗神，会使人早衰折寿。

近几年，国内外报道：遇到佳节良辰时死亡率比平时高，而且多有猝死的病例。比如有新闻报道某老太打麻将一昼夜，在大和一把后狂喜而脑血管暴裂。原因就是过分的喜悦、激动，超过了欢乐的"度"和"限"。

现在，很多青年人自恃精力旺盛，为了贪一时欢乐，不惜违背正常的生活节律，通宵达旦地出入舞场、赌城大战，或纵酒狂饮，经常过度地消耗精神，其恶劣的后果就是为以后的身体种下了病根、留下了隐患。一到中年，就会如堤崩溃，不可收拾。孙思邈的养生"十二少"对当代的健康教育，仍有着深刻的指导意义。

四、看淡贫富，与人为善

1. 无论贫富都要安心生活

原文 居贫勿谓常贫，居富勿谓常富，居贫富之中，常须守道，勿以贫富易志改性。

——《备急千金要方·养性·道林养性第二》

解读 颜回14岁拜师，终生跟随孔子周游列国，是夫子最得意的门生，被列为七十二贤之首。颜氏家族本来是贵族，随着鲁国的逐渐衰败，到他的父亲颜路时家族只剩下简陋的住宅和少许田产，《论语》里说他"一箪食，一瓢饮，在陋巷，人不堪其忧，回也不改其乐"。每天吃着粗茶淡饭，住在简陋的小房子里，还能保持乐观不产生心理落差，确实是非常可贵的品质。

世人难以忍受的贫困生活，颜回不仅能够以平常心对待，甚至乐在其中，这自然是他从师圣人一心向道的结果。这种品质在我们今天的社会尤其难得。在发达的商品社会里，金钱成为自由、安全和幸福的保障。在很多人眼里，财富代表着一个人的社会地位，也是一个人成功的标志。随着"拜金主义"盛行，很多人已经在潜移默化中被"金钱至上"了。"钱不是万能，但没钱是万万不能"，很多人不得不承认这样的一种"现实"，并带着这一种思想生活。富者骄奢淫逸而贫者自怨自艾，难以保持平静愉快的心境。

在这里孙思邈提醒世人，人生无常，世事难料。今天的富翁明天可能一贫如洗，而今天的草根明天也可能一鸣惊人。不管当下是什么样的生活状态，都应该安然处之，不因为金钱而改变自己的志向和品性。

2. "伪君子"比"真小人"更可怕

原文 慎勿诈善，以悦于人。终身为善，为人所嫌，勿得起恨。
——《备急千金要方·养性·道林养性第二》

解读 人之初，性本善。善良是人的天性，也是人际交往中最让人称道的品质。然而，善良要发自内心才动人，为了取悦别人而假装善良，不能长久也十分令人厌烦，因为"伪善"比"无良"更可怕，"伪君子"比"真小人"更具有欺骗性。"满嘴的仁义道德，一肚子男盗女娼"，这种欺骗一旦被揭穿，引起的厌恶更甚。

去过泰国旅游的人都听说过虎庙的故事。在泰国首都曼谷不远的北碧府有一个一直被大肆宣扬的泰国虎庙。这里有上百只老虎散养在寺院的各个角落，据报道，它们"从小就出生在寺院，在佛法无边的笼罩下成长，每一只都具有佛性，亲近人类，从不杀生，和寺院里的僧侣们亲密互动"，感觉就像家猫一样黏人。据说，为了表达对佛祖普度众生的尊敬，虎庙的僧人们给这里的老虎们起名为"风、雨、雷电、天空、太阳"等来自自然界的名字。每年，成千上万的外国游客汇聚于此，花钱和这些老虎亲密接触。靠着养老虎的门票和纪念品收入，虎庙在过去的几年里就赚了个盆满钵满。然而最终警方的调查把这个童话一样美丽的故事彻底击碎。警方在虎庙里搜出了大量的老虎制品，包括虎皮、虎牙雕刻、虎

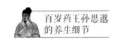
皮护身符，还有泡在瓶子里的幼虎尸体。原来，借着普渡众生的噱头，虎庙早已经变成了泰国地区向其他国家走私濒危野生动物的罪恶集散地。一直以来号称拯救老虎和野生动物的"收容地"，竟是捕杀野生动物的罪魁祸首。伪装的善良，被揭穿之时显得更加邪恶。

3. 不居功不骄傲

原文 有大功德，勿自矜伐。

——《备急千金要方·养性·道林养性第二》

解读 为一己之私而假装行善是可恶的。哪怕就是真的有大功德，也要谦虚谨慎，不能居功自傲，否则也容易招惹灾祸。建功立业是众多志向高远的人所向往并为之奋斗的事情。那么，功成之后呢？居功自傲似乎顺理成章，因为功绩卓著，无人能与之攀比，老子天下第一。于是，可以为所欲为，飞扬跋扈，骄横专制，目中无人。然而，这类人往往不得善终：或者被贬谪，或者遭弹劾，或者受千人所指，或者反过来遗臭万年。结果，功劳成了累赘和陷阱；为了功名，最后又受功名连累，正如木匠戴枷，自作自受。

汉初三杰之一的韩信一生大起大落，早年落魄到受胯下之辱，后被萧何保举为大将军，后又因"战必胜，攻必取""功高无二"被拜为相国。为刘邦立下了击败项羽等十大汗马功劳，但是建功立业后却不懂得功成身退的道理，以至刘邦忌惮他的军事才能，把他撤掉兵权贬为淮阴侯。这时他仍然不能安心退守，反而与部下图谋不轨，最终惨死在吕后手中，并且殃及三族。

而张良扶助刘邦建立西汉王朝之后，刘邦叫张良自己选择齐地的三万户作为食邑，张良没有接受，并说只要有一块小小的地盘就足够了。张良认为自己灭秦复仇的目的已经达到，由平民官至列侯，一切都满足了。因此不贪一时之荣，不图一时之利。抛弃人世纷争，修性养心，专心研习黄老之学。

还有春秋时的范蠡，辅佐越王勾践兴越国灭吴国，功成名就之后急流勇退，隐姓埋名定居于定陶，后来经商成为巨富，又三散家财，自号陶朱公。后代许多生意人皆供奉他的塑像，称之财神。

第二节
仁者多寿，善言善行

一、话不可乱说

1. 早起说好话，不去计较钱财

原文 凡言语读诵，常想声在气海中（脐下也）。每日初入后，勿言语读诵，宁待平旦也。旦起当专言善事，不欲先计较钱财。

——《备急千金要方·养性·道林养性第二》

解读 说话是养生的重要环节。发声需要耗气，说话或诵读的时候把意念放在脐下3寸的气海穴里。气海是道家所谓丹田的地方，是元气会聚之处。把意念放在气海，想象声音从气海中发出，可以起到意守丹田的作用，这样就把言谈诵读变成了气功锻炼，融养生于日常生活细节之中，真是妙不可言。

一日之计在于晨，每天清早起床筹划一天的安排，这时候最好说些令人开心的事情，不要在钱财问题上唠唠叨叨。钱财涉及很多人和事，说起来难免陷入斤斤计较的无限烦忧当中。

其次，要少说话。人们说话，声音通过声带振动从喉咙发出，但根源却是元气的运用，所以元气充沛的人说话声音洪亮，能长时间诵读而不觉得疲劳，而元气不足的人不但说话的声音低微，而且说话的时间一长就声音嘶哑。

还有，要说好话。俗话说，言为心声，经常口出恶言，会扰乱心神。

2. 吃饭睡觉走路最好别说话

原文 又食上不得语，语而食者，常患胸背痛。亦不用寝卧多言笑，寝

101

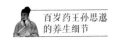

不得语言者，言五脏如钟磬，不悬则不可发声。行不得语，若欲语须住脚乃语，行语则令人失气。冬至日，只可语，不可言。自言曰言，答人曰语。言有人来问，不可不答，自不可发言也，仍勿触冷开口大语为佳。

——《备急千金要方·养性·道林养性第二》

解读 为了保养元气，要注意说话的时间场所。晚上少说话，夜晚太阳下山，人与天地相应，人身阳气这时也应该渐渐收敛，说话发声要调动阳气，不利于阳气潜藏。同样的道理，冬天也要少说话，减少阳气的耗散和扰动。

边说话边进食是一种很不好的习惯，不但影响咀嚼和消化，而且还会因不停的说话而吞下大量空气，引起呛食等，甚至导致胸背疼痛。

睡觉不可言谈笑语，人在卧床状态下五脏不像站立时那样悬空，不可以发声。如果言语谈笑而勉强令之发声则有伤害。从现代生理学角度来看，睡眠前大声言笑会兴奋神经，影响入睡。

走路时不可说话，要说话时，最好先停下脚步，然后开口。道理也很简单，人的言和行都是以"气"为动力的，既言且行，就会加重"气"的消耗，所以人在运动时说话常会出现气喘吁吁的情况，不利养生。

二、少想事，多养神

原文 多思则神殆，多念则志散，多欲则志昏，多事则形劳，多语则气乏，多笑则脏伤，多愁则心慑，多乐则意溢，多喜则忘错昏乱，多怒则百脉不定，多好则专迷不理，多恶则憔悴无欢。此十二多不除，则营卫失度，血气妄行，丧生之本也。唯无多无少者，几于道矣。

——《备急千金要方·养性·道林养性第二》

解读 要控制好七情，使之不过极而伤人，关键在于控制过多的欲望，所欲所求的愿望一多，自然就有了很多要办的事情。事情多了就难免要谋划，有谋划就难免多思多虑，多语多念。谋划事情有成功有失败，有成败就有喜怒有愁乐。而思虑念头一多，大脑总是保持紧张状态，心神也不得放松，极易倦怠；事情一多，整天忙忙碌碌，身体也极易疲劳。处理事务，与人沟通，言语多则耗气，思虑多则伤神，喜乐多则心神错乱，怒气盛则百脉不定。喜好的东西多了，人容易痴迷在内，而厌恶的东西多了，又让人憔悴少欢乐。这些都造成气血妄行，使人生病。所以要杜绝这"十二多"，首先就要将个人在生活和工作中的欲望降低到合理的范围。

三、淡泊名利，积善养德

1. 善良是最好的护身符

原文　夫养性者，欲所习以成性，性自为善，不习无不利也。性既自善，内外百病皆悉不生，祸乱灾害亦无由作，此养性之大经也。

——《备急千金要方·养性·养性序第一》

解读　孙思邈在这里提出了道德和健康的关系。涵养德行，是获取健康长寿的重要举措之一。自古以来有许多这方面的论述："养身必须养德""大德必得其寿""日思担忧，人心易衰，养生之戒""忧伤损寿，豁达延年"等等。现代医学经过研究证实，人际关系处理得好，随时随地都乐于为人做好事的人，比那些为人固执、性格孤僻、自感寂寞的人要健康得多，而且寿命也长。为什么损人利己、缺乏道德修养的人会损害自身健康呢？这些人遇事常常以自己为中心，耿耿于怀，斤斤计较个人得失，常常陷入紧张不安、惶惶不可终日的情绪之中，体内各系统的功能活动出现失调，机体抗病能力大大减弱，从而极易引起疾病的发生。此外，缺乏道德修养的人，总是心身不宁、多疑猜忌，很容易与周围的人发生矛盾冲突，而且很难摆脱这种心理上的困境，从而极易引起负性的心理反应，这自然就会损害身心健康。

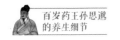

2. 养生先要养好德

原文 口目乱心，圣人所以闭之；名利败身，圣人所以去之。故天老曰：丈夫处其厚不处其薄，当去礼去圣，守愚以自养，斯乃德之源也。

——《千金翼方·养性·养性禁忌第一》

解读 自古讲求养生的人，大多由饮食起居入手。饮酒不过量，活动之后出汗多不要穿着湿衣服睡在风口里，吃饱饭后不去大呼小叫，举着重东西不去勉强快走，骑马出门不去一日千里地赶路，不去无节制地说话谈笑，包括不去过度思虑问题，等等，这些日常有损身体健康的事情，大家都尽量避免。但这还远远不够。真正的养生应当从德性的培养入手。

人的德性从哪里来呢？首先要从减少嗜欲开始。《素问·上古天真论》篇里讲到古时候活到100多岁还动作不衰退的人，都能做到"嗜欲不能劳其目"，不会为嗜好而劳伤自己；而大多数50岁不到就开始衰老的人，往往"以欲竭其精，以好散其真"，为自己的嗜好而竭尽精气。人都是有七情六欲的，喜欢美好的事物。但看到美好的东西就要占为己有，不能如愿就朝思暮想，不达目的绝不罢休，这通常是失德的源头。对于名利也是如此，人都需要成就感，但把自己的成就感建立在争名夺利的成功之上，为此不择手段剥夺他人的利益，也通常是作恶的开端。所以先去除名利嗜欲之心，再逐渐减少自己对外界事物的主观意识和思维见解，才是德性的开始。这种状态表面上看起来愚笨，实际上却是得了大智慧。有了德性才有了健康长寿的根基。

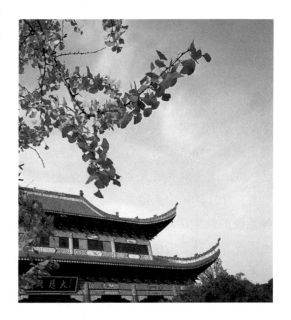

3. 知错就改亡羊补牢

原文 人若能补其过，悔其咎，布仁惠之恩，垂悯恤之念，德达幽冥，可以存矣，尚不能逃其往负之灾；不然者，其祸日多，其寿日促。金之得盈，福之已竭，且无义之富，血属共之，上之困焉，下之丧焉。如此者，於我如浮云，不足以为富也。

——《唐太古妙应孙真人福寿论》

解读 孙思邈认为，人的健康状况与道德水平有莫大关系。如果能够作恶后悔过行善，弥补过失，心存怜悯，帮助他人，重新找回德性，可以增进健康。这样也只是亡羊补牢，并不能完全抹掉以往的恶行。但如果不去及时行善弥补，恶行所造成的灾祸会越来越多。

有些人为富不仁，用非法的手段获取大量财富，财富是渐渐积累起来了，但这人的福报越用越少。不义之财的得来，不是好事，反而有害，终究要受到惩罚。这样的财富如同天上的浮云，随聚随散，不足以成为真正的财富。

如果能够做到行善积德，多做对社会对他人有益的事情，哪怕这些事情都不张扬，也终究会得到大众的支持，这样的富贵才能够长久保全。

第四章

头面五官，保养有方

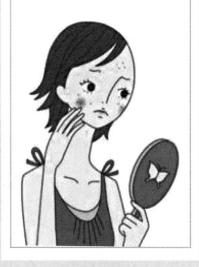

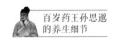

第一节
外治内养，貌美如花

一、气血不足哪来的漂亮

1. 病久了自然美不起来

原文 七伤为病，令人邪气多，正气少，忽忽喜忘而悲伤不乐，夺色鬓黑，饮食不生肌肤，色无润泽，发白枯槁，牙齿不坚。

——《千金翼方·补益·叙虚损论第一》

解读 一个人如果不爱惜身体，由气血受损发展到精伤神耗的程度，产生阴寒、阳痿、大小便不禁、遗精等7种伤害较大的病证时，不仅有身体各部的不舒服，还会导致精神上的异常，像善忘、容易悲伤等。在外部也相应出现损美性变化，如面色发黑，吃多少好东西都消化吸收不了，皮肤还是干枯没有光泽，头发也发白枯黄，牙齿易落不坚固。所以孙思邈强调美容还是要以调整内在脏腑功能、调和气血的内养为主。他在《千金方》中制定的很多方剂都是通过内养气血而达到四体润泽、面有光泽、白发更黑、齿

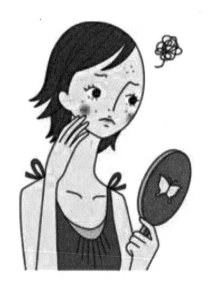

落再生的美容功效。

2. 偏爱一种滋味引来各种伤身

原文 多食酸则皮槁而毛夭；多食苦则筋急而爪枯；多食甘则骨痛而发落；多食辛则肉胝而唇褰；多食咸则脉凝泣而色变。

——《备急千金要方·食治·序论第一》

解读 日常生活中，饮食不调偏嗜太过也会影响美容。酸性食物吃得过多，会使皮肤枯槁毛发易落；苦的东西吃多了，则会引起筋的拘挛，同时指甲干涩起棱无光泽；甜东西也不能多吃，否则骨头疼痛而且掉头发；偏爱辛辣刺激食物的人，往往嘴唇易起皮，因辛辣食物耗伤阴津；如果吃得过咸则易伤血，引起血液运行不畅而使人容貌改变。

3. 杏仁有毒，吃多掉眉毛

原文 杏仁不可久服，令人目盲，眉发落，动一切宿病。

——《备急千金要方·食治·序论第一》

解读 杏仁含有丰富的单不饱和脂肪酸，有益于心脏健康；含有维生素E等抗氧化物质，能预防疾病和早衰；还含有一定量的胡萝卜素、抗坏血酸及苦杏仁苷等。

杏仁分为甜杏仁及苦杏仁两种。中国南方产的杏仁属于甜杏仁（又名南杏仁），味道微甜、细腻，多用于食用，还可作为原料加入蛋糕、曲奇和菜肴中，具有润肺、止咳、滑肠等功效，对干咳无痰、肺虚久咳等症有一定的缓解作用；北方产的杏仁则属于苦杏仁（又名北杏仁），带苦味，多作药用，具有润肺、平喘的功效，对于因伤风感冒引起的多痰、咳嗽、气喘等症状疗效显著。

《后宫甄嬛传》播出后，安陵容吃苦杏仁自杀的情节让很多人知道了苦杏仁的毒性。一般来说，苦杏仁有微毒，毒性来自于苦杏仁苷和苦杏仁苷酶。成人一次性口服生苦杏仁40~60粒可中毒，50~100粒可致死。

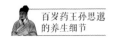
4. 头发没干就睡觉，受风生病

原文 新沐发讫，勿当风，勿湿萦髻，勿湿头卧，使人头风眩闷，发秃面黑，齿痛耳聋，头生白屑。

——《备急千金要方·养性·居处法第三》

解读 起居也有注意事项，刚洗完头发不要站在风口，不要头发还没干就扎起来，更不能带着湿头发睡觉。这些不良习惯会让风湿进入身体里面，使人产生头风的疾病，出现头晕胸闷，掉头发，面色发黑，牙齿疼痛，耳朵听力下降，并且头屑增多。

原文 劳伤血气，心气不足所致也。若或触劳风气，则令人角弓反张，举身皆动，或眉须顿落。

——《千金翼方·补益·叙虚损论第一》

解读 血气受损不足的时候，再感受了风寒，会让人突发角弓反张，浑身颤抖，或者眉毛胡须掉光，严重影响面容美观。

二、保护好一头秀发

1. 巧用中药乌发生发

原文 十月上巳日收槐子，纳新净瓮中，以盆密封口，三七日发封，洗去皮、取子，从月一日服一枚，二日二枚，日别加计，十日服五十五枚，一月日服一百六十五枚，一年服一千九百八十枚，小月减六十枚。此药主补脑，早服之，发不白，好颜色，长生益寿。先病冷人勿服之。

——《备急千金要方·七窍病·目病第一》

胡麻：味甘，平，无毒……生者摩疮肿，生秃发，去头面游风……花主生秃发。

——《备急千金要方·食治·谷米第四》

水萍：味辛、酸，寒，无毒。长须发……以沐浴，生毛发。久服轻身。

——《千金翼方·本草上·草部中品之下》

白麻子：味甘，平，无毒。补中益气，肥健不老……能长发，可为沐药。久服神仙。

——《备急千金要方·食治·谷米第四》

解读 孙思邈被后世尊为"药王"，可见他对药物的熟悉与研究程度。在《千金方》中他记载了许多药物，具有令人毛发生长、耳目聪明、轻身延年的养生美容作用。如槐子（槐角），有凉血止血、清肝明目的功效，孙思邈认为能使头发不白，脸色红润。但槐角性味苦寒，本来就有寒性疾病的人不能吃。胡麻，别称亚麻，有润燥滑肠、滋养肝肾的作用，还能生发。水萍，即浮萍，辛寒无毒，可使毛发生长。白麻子，即白芝麻，具有丰富的营养，可抗衰老，长须发。

原文 先以醋泔清洗秃处，以生布揩令火热，腊月脂并细研铁生煎三沸，涂之，日三遍。

——《千金翼方·妇人一·生发黑发第八》

解读 涂发法是将药物捣取成汁，或同猪脂、鸡油等动物脂肪一起煎熬成膏，涂在头皮或头发上，以达到生发美发功效。在孙思邈美容方法中，以涂发法为主的美容方剂有39首，占外用美容方剂的19.02%。多用于治疗头秃、发落、头疮、发黄等损美性疾病，起到美发作用。

2. 清早常按摩，头发不早白

原文 清旦初以左右手摩交耳，从头上挽两耳又引发，则面气通流。如

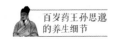
此者令人头不白耳不聋。

——《千金翼方·养性·养性禁忌第一》

`解读` 按摩也可以起到美发护发的作用。方法是清早起床后用双手摩擦耳朵外部，再从头上拉一拉耳尖，轻轻拔一拔发根，使得面部气血流通，长期坚持可以耳不聋、发不白。

3. 药膏洗头，去屑止痒

`原文` 生柏叶（切，一升），附子（四枚），猪膏（三升）。上三味，末之，以膏和为三十丸，用布裹一丸，纳煎沐头泔汁中，沐发长不落，其药密收贮，勿令泄气。

——《备急千金要方·心脏·头面风第八》

`解读` 沐发法是直接用药物煎取药汁，或将药物同猪脂等动物脂肪一起煎熬成膏，用来洗头发，以达到去屑止痒、长发美发等美容功效。本方用侧柏叶和附子碾末，以猪油和成丸，放在密封罐里。用的时候取出一丸，裹在布里面，放入洗头发的淘米水中煎一煎，再用这个药水洗头发，可治疗脱发。

三、天然染发剂安全无毒

1. 试试石榴染发

`原文` 石榴三颗，皮叶亦得，针砂如枣核许大，醋六升，水三升，和药合煮，得一千沸即熟，灰汁洗干染之。

——《千金翼方·妇人一·生发黑发第八》

解读 灰汁是植物烧灰浸泡过滤后得到的汁水，主要成分是碳酸钾，呈碱性，古代常用来洗濯。针砂，别名钢砂、铁砂、铁针砂，为制钢针时磨下的细屑。具有镇心平肝、健脾消积、补血、利湿、消肿的功效。石榴除了观赏和药用外，由于根皮、树皮及果皮富含鞣质，可作为黑色染料。古书多有记载，石榴的果皮可用来给玉器描黑、染墨、染发等。

现在市场多见的为化学染发剂。经检测，将近90%的染发剂含硝基苯、苯胺等有毒化学物质，如果长期使用，只要1%被皮肤吸收进入人体，就会蓄积中毒。其中化学物质与某些细胞结合，细胞核内脱氧核糖核酸受损，引起细胞突变，而诱发皮肤癌、膀胱癌、白血病等。研究表明，女性使用染发剂，患淋巴瘤的机会增加70%，患白血病数是未染发妇女的3.8倍。染发剂引起白血病有日益增多的趋势，医学界特地取名为染发性白血病，以提醒人们注意。

而天然植物染发剂能较好地渗入头发，上染速度快、上染时间短、上染率高；染色均匀、染后色泽自然、不褪色、耐洗性能良好。既能满足人们爱美的天性，又避免了对人体的伤害，近年来得到广泛关注。

2. 中药做的黑发膏

原文 八角附子（一枚），大酢（半升）。上二味，于铜器中煎取两沸，纳好矾石大如棋子一枚，消尽纳脂三两，和令相得，下之搅至凝，纳竹筒中，拔白发，以膏涂上，即生黑发。

——《千金翼方·妇人一·生发黑发第八》

解读 这里使用了点孔美容法。具体是将附子、醋、矾石、猪油等制成药膏，点入新拔毛发的毛孔内，使白发变黑。酢，即是醋。

3. 补肾药也能黑发

原文 覆盆子：味甘、辛，平，无毒。益气轻身，令发不白。

——《备急千金要方·食治·果实第二》

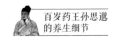
解读 覆盆子归肝、肾、膀胱经。具有益肾固精缩尿、养肝明目的功效。常用于遗精滑精，遗尿尿频，阳痿早泄，目暗昏花。中医学认为，肾"其华在发"，若肝肾气不足，不能上荣滋养头发，则出现白发、脱发。

原文 秦椒：味辛，温，生温，熟寒，有毒……坚齿发，明目。

——《千金翼方·本草中·木部中品》

解读 秦椒，这里指原产于陇西天水一带的花椒，因秦国最初的领地在甘肃天水一带，故称秦椒。

花椒是我国特有的香料，位列"十三香"之首。花椒同时也是一味中药，味辛，性温热，入脾、胃、肾经。有温中散寒、温补命门、除湿止痛、祛风杀虫、解鱼腥毒等功效。除治积食停饮、心腹冷痛、呕吐噫呃、咳嗽气逆、风寒湿痹等症外，还可用以坚固牙齿、防止脱发和明目。

此外，有种辣椒，主产于关中八百里秦川，颜色鲜红，辣味浓郁，体形纤长，肉厚油大，是辣椒中的佳品，也称作秦椒。

四、祛臭增香，神清气爽

1. 香蒲治口臭

原文 香蒲：味甘，平，无毒。主五脏心下邪气，口中烂臭，坚齿明目，聪耳。久服轻身耐老。

——《千金翼方·本草上·草部上品之下》

2. 天然香料有奇效

原文 沉香（五两），藁本（三两），白瓜瓣（半升），丁香（五合），甘草、当归、芎劳、麝香（各二两）。上八味，末之，蜜丸。食后服如小豆大五丸，日三。久服令举身皆香。

——《备急千金要方·七窍病·口病第三》

解读 香药气味芳香，具有辛香走窜之性，可通窍活血、辟秽洁肤、香体除臭。孙思邈生活在盛唐时期，那时候中国与其他国家交往密切，很多香药从印度、波斯等国家传入我国，被用于治疗多种疾病，这在孙思邈的著作当中也有反映。《千金方》中香药的使用占了很大一部分。

3. 中药做成香料熏衣裳

原文 丁香（一两），麝香、白檀、沉香（各半两），零陵香（五两），甘松香（七两），藿香（八两）。上七味，先捣丁香令碎，次捣甘松香，合捣讫，乃和麝香合和浥衣。

——《千金翼方·妇人一·熏衣浥衣香第六》

解读 熏香法是将各种香药研磨成末，或将药末和为干香，或用蜜和，直接用以熏衣，或用绵布裹好，放在衣箱里用来熏衣的方法。同时孙氏提出，在制作香料的过程中应该先取比较硬的和黏湿难碎的，分开来单独捣碎，或者细切成小米大；有需要过筛的，用纱布不要用木筛；要和蜜一起煎的，把药铺在盘子上，用手抓均匀，然后再捣。燥湿必须调得合适，不能过度，如果太干燥难以成丸，太湿了又难点着；湿了香气散发不出来，干了烟又太多，烟多了会有焦味，影响香气。熏香如果是放置在衣箱中，必须用绵布裹好，不要用纸包，如果用纸包的话，秋冬天气清冷干燥还好，到盛夏天气炎热的时候容易融化。除此之外，孙氏还提出选取香药时药材要用新鲜的才好，可以保证气味浓烈。

4. 香薷含漱祛口臭

原文 香薷一把，水一斗，煎取三升，稍稍含之。

——《备急千金要方·七窍病·口病第三》

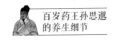

5. 细辛有毒别咽下

原文 浓煮细辛汁，含之，久乃吐之。

——《备急千金要方·七窍病·口病第三》

解读 这两个方子的主要功效是祛口臭。第二个方里用的细辛气味刺激并且有一定的毒性，所以不能咽下，含了之后要吐掉。

6. 蜜调瓜子除口臭

原文 甜瓜子作末，蜜和。每日空心洗漱讫，含一丸如枣核大，亦敷齿。

——《备急千金要方·七窍病·口病第三》

解读 用蜜调甜瓜子末漱口后含在嘴里，用来祛除口臭。

7. 橘柚味浓可祛臭

原文 橘柚：味辛，温，无毒……久服祛口臭。

——《备急千金要方·食治·果实第二》

解读 橘子和柚子都是芸香科植物，味辛性温，无毒。芸香科植物有发达的油腺，含芳香油。橘子和柚子都有浓郁的香气，久服可以祛口臭。

8. 严重口臭用复方

原文 豆蔻、丁香、藿香、零陵香、青木香、白芷、桂心（各一两），香附子（二两），甘松香、当归（各半两），槟榔（二枚）。上十一味，末之，蜜和丸。常含一丸如大豆，咽汁，日三夜一，亦可常含咽汁，五日口香，十日体香，二七日衣被香，三七日下风人闻香，四七日洗手水落地香，五七把

116

他手亦香。慎五辛，下气祛臭。

　　芎䓖、白芷、橘皮、桂心（各四两），枣肉（八两）。上五味，末之，次纳枣肉，干则加蜜，和丸如大豆。服十丸，食前食后常含之或吞之，七日大香。

——《备急千金要方·七窍病·口病第三》

　　解读　以上两张增香的方子都是丸剂，前一首用蜜作黏合剂，后一首用大枣肉作黏合剂。都具有口味甘甜而又滋补的特点。

五、天然中药胜过化妆品

1. 除皱纹祛黑斑

　　原文　祛风寒，令面光悦，却老去皱方。青木香、白附子、芎䓖、白蜡、零陵香、香附子、白芷（各二两），茯苓、甘松（各一两），羊髓（一升半，炼）。上十味，㕮咀，以水、酒各半升，浸药经宿，煎三上三下，候水、酒尽，膏成，去滓。敷面作妆，如有䵟黯皆落。

——《备急千金要方·七窍病·面药第九》

　　解读　中医用酒制药历史悠久，两千年前的秦汉时期，《黄帝内经》里记载的13首方剂中就有4首是酒剂。到唐代，药酒的应用范围更加广泛，不仅用于治疗多种内、外、妇科疾病，孙思邈进一步将其用于医学美容中。在孙氏《千金方》记载的美容药酒中，按照制作方法的不同分为两大类：一种是将药物直接浸入酒中，或将药物用绢袋盛好再浸泡一段时间后，作内服或外用；另一种是用水和酒各半浸药。这张方子就是直接用水和酒各一半浸药，然后再煎成膏去滓敷脸。

2. 中药面膜让你面若桃花

　　原文　令人面洁白悦泽，颜色红润方。猪胰（五具），芜菁子（二两），

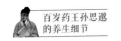
瓜蒌子（五两），桃仁（三两）。上四味，以酒和，熟捣，敷之。

——《备急千金要方·七窍病·面药第九》

解读 这张方子里直接用酒来和药做面膜，使药力更容易达到局部。

3. 猪蹄面膜你敢试试吗？

原文 猪蹄（一具），桑白皮、川芎、葳蕤（各三两），白术（二两），白茯苓（三两），商陆（二两，一作当归），白芷（三两）。上八味，吹咀，以水三斗煎猪蹄及药，取一斗，去滓，温一盏，洗手面，大佳。

大猪蹄一具，净治如食法，以水二升，清浆水一升不渝，釜中煮成胶，以洗手面，又以此药和澡豆，夜涂面，旦用浆水洗面皮，即急。

——《备急千金要方·七窍病·面药第九》

解读 这两张用猪蹄的美容方都是做面膜外用，有使皮肤紧致去皱的作用。"急"就是紧的意思。

4. 洗面奶加护手霜

原文 白附子、密陀僧、牡蛎、茯苓、川芎（各二两）。上五味，末之，和以羖羊乳，夜涂面，以手摩之，旦用浆水洗，不过五六度。一重皮脱，黚瘥矣。

白芷、白术、白鲜皮、白蔹、白附子、白茯苓、羌活、葳蕤、瓜蒌子、桃仁、杏仁、菟丝子、商陆、土瓜根、川芎（各一两），猪胰（两具大者，细切），冬瓜仁（四合），白豆面（一升），面（三升，溲猪胰为饼，曝干捣筛）。上十九味，合捣，筛入面，猪胰拌匀更捣。每日常用，以浆水洗手面，甚良。

——《备急千金要方·七窍病·面药第九》

丁香、沉香、青木香、桃花、钟乳粉、真珠、玉屑、蜀水花、木瓜花（各三两），奈花、梨花、红莲花、李花、樱桃花、白蜀葵花、旋覆花（各四两），麝香（一铢）。上一十七味，捣诸花，别捣诸香，真珠、玉屑别研作粉，合和大豆末七合，研之千遍，密贮勿泻。常用洗手面作妆，一百日其面如玉，光净润泽，臭气粉滓皆除，咽喉臂膊皆用洗之，悉得如意。

——《千金翼方·妇人一·妇人面药第五》

解读 三方可以使面部、手部皮肤光泽。

5. 要美容，按摩也靠谱

原文 又摩掌令热以摩面，从上向下二七过，去皯气，令人面有光。

——《千金翼方·养性·养性禁忌第一》

解读 皯，指皮肤黧黑枯槁。这里是用按摩的方法来使皮肤润泽洁白。先两手对搓，搓热双手掌，再用手掌按摩面部，久之可使面部气血畅通。

6. 美容药物多白色

原文 落葵：味酸，寒，无毒。滑中散热实，悦泽人面。

——《备急千金要方·食治·菜蔬第三》

人乳汁：味甘，平，无毒。补五脏，令人肥白悦泽。

——《备急千金要方·食治·鸟兽第五》

蜂子：味甘，平，微寒，无毒……久服令人光泽，好颜色，不老，轻身益气。

——《千金翼方·本草下·虫鱼部》

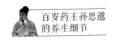
丹砂：味甘，微寒，无毒……益精神，悦泽人面。

——《千金翼方·本草上·玉石部上品》

黄芪、白术、白蔹、萎蕤、土瓜根、商陆、蜀水花、鹰屎白（各一两），防风（一两半），白芷、细辛、青木香、川芎、白附子、杏仁（各二两）。上十五味，末之，以鸡子白和作挺，阴干，石上研之。以浆水涂面，夜用，旦用水洗。细绢罗如粉，佳。

——《备急千金要方·七窍病·面药第九》

解读 孙思邈在美容方药中大量使用白色药物，除认为这些药物色白入肺经，而中医学认为"肺主皮毛"，治肺可以滋养皮毛外，也可以看做是中医学"以色补色"的一种表现，即借助药物之"白"入人体皮肤，而使肌肤达到白皙光泽的美容效果。

六、美白祛斑，面容娇好

原文 丁香、零陵香、桃仁、土瓜根、白蔹、防风、沉香、辛夷、栀子花、当归、麝香、藁本、商陆、芎劳（各三两），萎蕤（一本作白及）、藿香（一本无）、白芷、甘松香（各二两半），菟丝子（三两），白僵蚕、木兰皮（各二两半），蜀水花、青木香（各二两），冬瓜仁（四两），茯苓（三两），鹅脂、羊肾胎（各一升半），羊髓（一升），生猪脂（三大升）。上二十九味，㕮咀，先以美酒五升，授猪胰六具，取汁，渍药一宿，于猪脂中极微火煎之，三上三下，白芷色黄，以绵一大两纳生布中，绞去滓，入麝香末，以白木篦搅之，至凝乃止，任性用之，良。

桃花（二升），桂心、乌喙、甘草（各一两）。上四味，末之，白蜜为丸，服如大豆许十丸，日二。十日易形。（一方有白附子、甜瓜子、杏仁各一两，为七味。）

——《备急千金要方·七窍病·面药第九》

令面白媚好方：白附子、白芷、杜若、赤石脂、白石脂、杏仁（去皮尖）、桃花、瓜子、牛膝、鸡矢白、葳蕤、远志（去心）。上一十二味，各三分，捣筛为末。以人乳汁一升，白蜜一升和，空腹服七丸，日三服。

——《千金翼方·妇人一·妇人面药第五》

解读 这里三张方子，前一张为外用方，后两张是内服美容方。乌喙为附子的别称。挼，音ruó，揉搓之义。

原文 李子仁末，和鸡子白，敷一宿即落。

羖羊胫骨末，以鸡子白和，敷之，旦以白粱米泔洗之，三日白如珂雪。

白蜜和茯苓粉，敷之，七日愈。

杏仁（末之），鸡子白，上二味相和，夜涂面，明旦以米泔洗之。

杏仁酒浸皮脱，捣，绢袋盛，夜拭面。

酒浸鸡子三枚，密封，四七日成，敷面，白如雪。

白茯苓、商陆（各五两），葳蕤（一两），白芷、藁本（各二两）。上五味，㕮咀，以前药汁三斗，并研桃仁一升，合煮，取一斗五升，去滓，瓷瓶贮之，纳甘松、零陵香末各一两入膏中，搅令匀，绵幕之，每夜用涂手面。

——《备急千金要方·七窍病·面药第九》

解读 贴敷法是将药物研细调成药糊或药泥后，涂敷于面、手、唇等身体外部的外治法。孙思邈的美容方法中以贴敷法为主。由于该法是通过药物直接作用于患部，用药直达病所，疗效十分迅速。常用于治疗黚黯、面疱、面皯、皯子黑痣、白癜白驳、瘢痕、鼻疱、体臭等损美性疾病。这七张方就适用于脸上各种黑斑。珂雪，指白雪，比喻像玉一样洁白。

原文 白瓜子（二两），藁本、远志、杜蘅（各一两），天门冬（三两），白芷、当归、车前子、云母粉（各一两），柏子仁、细辛、橘皮、瓜蒌仁、铅丹、白石脂（各半两）。上十五味，末之，蜜和，空腹服如梧子，二十丸，日三。

——《备急千金要方·七窍病·面药第九》

121

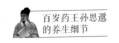
解读 这张内服的美容方用以治疗面色黑，有美白功效。杜蘅，即杜若，是一种香草，可提取芳香油。

原文 附子（十五枚），野葛（一尺五寸），蜀椒（一升）。上三味，㕮咀，以酢渍一宿，猪膏一斤煎，令附子黄，去滓，涂之，日三。

胡粉（熬）、黄柏（炙）、黄连各等份。上三味，末之，以粉上，取瘥止，若疮干，以面脂调涂之，日三。

——《备急千金要方·七窍病·面药第九》

解读 这两张方子用来治疗脸面部所生各种皮肤病、疥癣恶疮等。损美性疾病病因多从寒而来，寒凝血瘀导致皮毛肌腠失于气血濡养，出现皮肤枯皱不润、黑黯不泽，故治疗时重用附子、蜀椒等温性药物，可以促进气血循行而有利于修复人体肌肤的损伤状态。而且，温性药物可以起到补养作用，使人体处在一个健康的生理状态，从而表现为自然和谐美。

原文 冬灰：味辛，微温。去黑子，去疣，息肉。

——《千金翼方·本草上·玉石部下品》

大豆黄卷：味甘，平，无毒……去黑痣、面黚，润泽皮毛。

——《备急千金要方·食治·谷米第四》

五月五日午时，灸膝外屈脚当纹头，随年壮，两处灸一时下火，不得转动。

——《千金翼方·中风下·瘑疡第四》

解读 冬灰，即冬天土灶中所烧柴火的灰。孙思邈认为对黑痣、疣和息肉有效。大豆黄卷，是大豆用水浸泡后发出的嫩芽经干燥而成的中药，可润泽皮肤毛发，治疗黑痣和脸上黑斑。

白癜风是一种常见的后天性限局性或泛发性皮肤色素脱失病。由于皮肤的黑色素细胞功能消失引起，但机制还不清楚。全身各部位可发生，发生在颜面部的非常影响美观，病人心理压力较大。现代治疗手段有药物、手术、激光等。

《千金方》中除药物内服外用之外，还运用灸法治疗白癜风。孙思邈认识到许多穴位具有美容功效，重视针灸与药物配合治疗。

此处选取的用灸时间很讲究，为农历五月五日的午时，五月五日即是端午节，农历第5个月正是"午月"，而午时又为"阳辰"，所以这个时间正是一年当中阳气最盛的时候。

壮，凡施灸时点燃一个艾炷叫做一壮；随年壮是指采用的艾灸壮数与病人年龄相同，即年几岁就灸几个艾炷。这是孙思邈对大多数疾病灸治时对灸量的掌握原则。

所灸穴位在膝关节外侧横纹头，为经外奇穴，叫膝外穴。

原文 熊肉：味甘，微寒，微温，无毒……去头疡、白秃、面皯疱。

——《备急千金要方·食治·鸟兽第五》

栀子仁（三升），川芎（四两），大黄（六两），豉（三升），木兰皮（半两），甘草（四两）。上六味，末之，蜜和。服十丸如梧桐子，日三，稍加至十五丸。

蒺藜子、栀子仁、豉（各一升），木兰皮（半斤，一本无）。上四味，末之，以酢浆水和如泥，夜涂上，日未出时，暖水洗之，亦灭瘢痕。

——《备急千金要方·七窍病·面药第九》

解读 酒渣鼻，又称玫瑰痤疮，是一种主要发生于面部中央的红斑和毛细血管扩张的慢性炎症性皮肤病。多见于30～50岁中年人，女性多见。病因尚不十分清楚。嗜酒、吸烟、刺激性饮食、消化道功能紊乱、内分泌功能失调（尤其绝经期）、精神因素、病灶感染，长期作用于皮肤的冷热因素如高温工作、日晒、寒冷、风吹等，均可诱发和加重本病。

现代治疗多为对症性，尽量防止加重本病的因素，调整内分泌，纠正胃肠道功能紊乱，禁烟、咖啡、辛辣刺激性食物，勿暴饮暴食，保持大便通畅，避免使用刺激皮肤的碱性肥皂、酒精、洗洁剂、染色剂、收敛剂等，以及避免曝晒、过

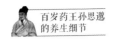
冷过热刺激，生活规律，避免精神紧张。

原文 猪脂三斤饲乌鸡一只，令三日使尽，后取白屎，纳白芷、当归各一两，煎白芷色黄，去滓，纳以鹰屎白半两，搅令调，敷之，日三。

禹余粮、半夏等份为末，以鸡子黄和，先以新布拭瘢令赤，后以药涂之，勿见风，日二，十日瘥，十年者亦灭。

鹰屎白（一合），辛夷（一两），白附子、杜若、细辛（各半两）。上五味，㕮咀，以酒五合浸一宿，以羊髓五两，微火煎，三上三下，去滓，小伤瘢上敷之，日三。

——《备急千金要方·七窍病·面药第九》

白瓷瓦屑：平，无毒……水磨，涂疮灭瘢。

——《千金翼方·本草上·玉石部下品》

衣鱼：味咸，温，无毒……涂疮灭瘢。

——《千金翼方·本草下·虫鱼下品》

解读 瘢痕是人体创伤修复过程中的必然产物，生长超过一定的限度，就会发生各种并发症，诸如外形破坏及功能活动障碍等，给病人带来巨大的肉体痛苦和精神痛苦，尤其是烧伤、烫伤、严重外伤后遗留的瘢痕。祛除瘢痕在现代都是一个没有完全解决的难题。

没有明显功能障碍的扁平瘢痕，天花、水痘、痤疮愈合后遗留的散在大小不等、高低不平的凹陷性瘢痕常用激光疗法；面积较小的瘢痕用切除术配合减张精细缝合。另外还有皮肤削磨术等其他手术疗法。但这些方法处理不当容易造成新的皮肤损伤。《千金方》中记载了一些平复瘢痕的中药，可为现代临床提供参考。

第二节
五官节用，养护有法

一、细心呵护心灵之窗

1. 16种伤眼的生活习惯

原文 生食五辛，接热饮食，热餐面食，饮酒不已，房室无节，极目远视，数看日月，夜视星火，夜读细书，月下看书，抄写多年，雕镂细作，博弈不休，久处烟火，泣泪过多，刺头出血过多，上十六件，并是丧明之本，养性之士宜熟慎焉。又有驰骋田猎，冒涉风霜，迎风追兽，日夜不息者，亦是伤目之媒也。恣一时之浮意，为百年之痼疾，可不慎欤？

——《备急千金要方·七窍病·目病第一》

解读 矫正视力的眼镜13世纪末期才在中国和欧洲同时出现，但刚开始镜片由水晶制成，价格昂贵，只有少数权贵才用得起。所以，人们特别重视眼睛和视力的保护。

孙思邈列出了数种伤害视力的日常行为。饮食上，生吃辛味刺激的东西过多，有害视力。民间有"大蒜百益而独害目"的说法。大蒜等辛味的东西生吃辛辣味道更重，而辛辣走窜最易到达官窍，又易耗气伤津动血，眼睛受血的濡润滋养才能视物。同样的，吃热性的食物或饮酒过多或者房劳过度也易耗伤阴精，影响视力。

除饮食外，用眼过度也是视力受损的主要原因。常常极目远眺，盯着天空看日月星辰，晚上在灯下看细小字写成的书，在月光下看书，多年抄写书籍，多年从事细致的雕刻工作，长时间下棋，眼睛长期处于疲劳状态，牵拉晶状体的睫状肌过度紧张发生疲劳导致痉挛引起晶状体屈光，视力下降。

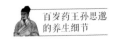

流泪太多也伤眼睛，眼泪来自于泪腺，泪腺位于眼睛之上额骨之下。每个泪腺约有12条小管通往眼睛和眼睑。眼泪里有杀菌的酶，能保护眼睛不受感染。人在眨眼时把泪液涂到眼睛的各个部分，使眼睛保持湿润。但如果哭得多了，泪腺分泌过多的眼泪，等于是破坏了这个小环境的"生态平衡"，长时间眼泪的浸泡对眼睛是有伤害的，就是过犹不及。哭泣过多或烟熏时间过长都造成眼泪分泌过多，对眼睛不利。还有，迎风骑马打猎、在冷风中行进等，都会刺激眼睛，出现迎风流泪的现象。

2. 千种治疗不如闭眼静养

原文 凡人少时，不自将慎，年至四十，即渐眼昏。若能依此慎护，可得白首无他。所以，人年四十已去，常须瞑目，勿顾他视，非有要事，不宜辄开。此之一术，护慎之极也。其读书博弈等过度患目者，名曰肝劳。若欲治之，非三年闭目不视，不可得瘥。徒自泻肝，及作诸治，终是无效。

——《备急千金要方·七窍病·目病第一》

解读 "眼睛是心灵的窗户"，视力对人的重要性不言而喻。人在40岁之后，气血精神衰退，各种感官功能下降，尤其是视力不如从前，更要注重保养。最好的能够保养视力的方法其实很简单，就是闭目养神，没有必要的情况下不用睁开。这个方法养目的效果很好，对于因读书下棋等用眼过度的人特别适合。中医学认为，肝开窍于目，所以眼睛有了问题都可以从肝的角度去治疗，或滋养肝阴，或清泻肝火，都对眼病有一定疗效，但不是长久之计。最根本的办法还是要节用，这是中医养生的根本大法，对五官的养生同样适用。

现代社会电子屏幕泛滥，人们对各种电子产品的依赖程度越来越高，用眼也越来越多，视力面临极大的考验。不妨学习这种养目方法，在不必要的情况下，尽量闭起双眼，将两侧太阳穴部位放松，进而放松眼睛周围和整个头部、身体。养一养神，或者配合按摩一下眼睛四周的穴位（图），尽可能保养视力。

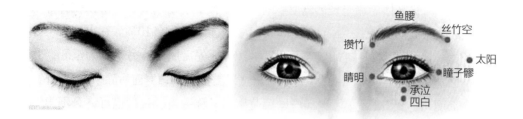

3. 食疗补肝也能明目

原文　补肝丸：治眼暗晄晄不明，寒则泪出，肝痹所损方。兔肝（二具），柏子仁、干地黄、茯苓、细辛、蕤仁、枸杞子（各一两六铢），防风，川芎。上十四味，末之，蜜丸。酒服，如梧子二十丸，日再服，加至四十丸。

补肝散：治目失明漠漠方。青羊肝（一具，去上膜薄切之，以新瓦瓶子未用者净拭之，纳肝于中，炭火上炙之，令极干，汁尽末之），决明子（半升），蓼子（一合，熬令香）。上三味，合治下筛。以粥饮，食后服方寸匕，日二，稍加至三匕，不过两剂。能一岁服之，可夜读细书。

——《备急千金要方·七窍病·目病第一》

解读　中医学认为，肝开窍于目，所以在食疗方中用动物肝脏配合其他药物以治疗眼病，提高视力。

二、牙齿牢固，终生不愁

原文　每旦以一捻盐纳口中，以暖水含，揩齿及叩齿百遍。为之不绝，不过五日口齿即牢密。

——《备急千金要方·七窍病·齿病第六》

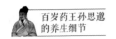
解读 牙是人体中最坚硬的器官。有咬切、撕裂、研磨食物和协助发音等功能。人的一生有两副牙：一副为乳牙，共20颗，上、下颌各10颗。在出生后半岁左右开始萌出，两岁半左右出齐，7～12岁，乳牙先后脱落；另一副为恒牙，共32颗，上、下颌各16颗。自6岁起，逐渐为乳牙更换，至12岁前后除第3磨牙外，恒牙全部萌出。第3磨牙一般在20岁以后萌出，又称智齿。智齿也可终身不出，因此恒牙28～32颗均为正常。

中医学认为，人的牙齿雪白润泽而坚固，是肾气旺盛、津液充足的表现。由于肾主骨生髓，髓是由肾中精气所充养，而"齿为骨之余"，即齿与骨同出一源，故牙齿也要靠肾中精气充养。盐是咸的，咸味入肾，所以用盐刷牙不但可以洁齿更有固齿的效果。

上下牙齿轻轻叩击，就是空口咬牙，是一种较常见的牙齿保健方法，现代科学认为叩齿能兴奋牙体和牙周组织的神经、血管和细胞，促进牙体和牙周组织的血液循环，增强其抗病能力。已经患有牙病的人，可以把这个方法改变一下，把叩齿变为咬齿。叩击的力度对牙病病人来说可能有点大，可以将牙齿轻轻咬实，更为适合。小便的时候，先咬住牙齿，口唇闭合，然后再小解。这个方法也是流传很久的固精健齿法，经历代很多人实践，确有效果。

第五章

房中有术，
宜养忌伤

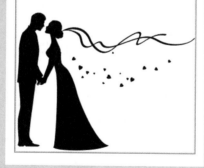

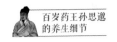
第一节
房事天性，有益身心

一、两性生活本为天性

1. 结婚生子，天伦之乐

原文 夫婚姻养育者，人伦之本，王化之基，圣人设教，备论厥旨。后生莫能精晓，临事之日，昏尔若愚，是则徒愿贤己，而疾不及人之谬也，斯实不达贤己之趣，而妄徇虚声，以终无用。

——《备急千金要方·妇人方上·求子第一》

解读 男女婚配养育后代，是人伦的根本，也是国家发展的基础，历代圣人都十分重视。周文王治政时，把"内无怨女，外无旷夫"作为施政纲领。《礼记》中说"饮食男女，人之大欲存焉"。《周礼》也规定每年仲春要为大龄未婚男女举行交谊会。

孙思邈在这里不仅提出婚姻和合的重要性，更提出了对青年男女进行性教育的重要性，这在当代也是极有现实意义的。

调查发现，青少年在首次性行为前普遍缺乏正规的性教育，性与生殖健康知识都相当匮乏，有些甚至不知道性行为、停经与妊娠的关系，对性病、艾滋病传播途径、症状及防护知之甚少，甚至存在错误观念。

许多青少年不能正确认识和对待遗精、月经、手淫、第二性征出现等青春期生理现象，存在神秘感、恐惧感，甚至罪恶感。许多青少年不知道如何对性器官进行卫生保健，甚至得了病也不知道。虽然大多数学校都开设了性教育课程，但缺乏正确引导和科学教育的方法，笼统空泛的内容很难满足青少年对性知识的渴求。

2. 情欲萌动是天性，强行抑制会生病

原文　男不可无女，女不可无男，无女则意动，意动则神劳，神劳则损寿。若念真正无可思者，则大佳，长生也。然而万无一有，强抑郁闭之，难持易失，使人漏精尿浊，以致鬼交之病，损一而当百也。

——《备急千金要方·养性·房中补益第八》

解读　在人类生长发育过程中，十几岁男女开始进入青春期，性发育开始成熟，在内分泌的影响下，内、外生殖器官迅速发育，出现了显著的性别特征，也开始有了性生活的要求，这是很自然的事。性生活是成年人正常生活的一个重要组成部分。古代圣贤都承认性生活是人们所必需的。即使是极力宣扬"男女授受不亲"的儒家亚圣孟子，也直言不讳地说："食、色，性也。"

从马王堆汉墓出土的几千年前的医书可以看到，房室生活常常被放在突出的地位加以论述。如竹简《十问》指出精道闭塞不通，阴阳不能相交合，就必然产生疾病。竹简《合阴阳》又说房室生活能使全身气血通畅，五脏六腑受到补益。晋代医学家葛洪曾经指出完全没有性生活的人往往"多病而不寿"。梁代医药学家陶弘景在《养性延命录》中也写道："阴阳不交伤人。"

孙思邈被称为"孙真人"，年轻的时候广泛涉猎百家之书，但始终以道家理论和方法为主，他得享罕见的高寿也得益于对道家思想的长期身体力行。他充分认识到，凡健康的成年人要有正常的房室生活，如果坚持禁欲，使阴阳不能相交，反而会导致疾病，甚至还会有损年寿。所以在《千金方》中专门设立

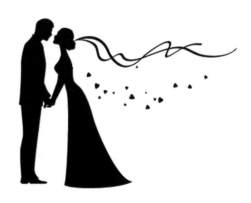

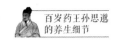
一个章节讨论如何通过正确的性生活来补益身体，避免伤害。当然，这里说的只是普通人。普通成年人可以强行抑制正常性生活，却不能抑制性欲。有强烈的性冲动，即使没有实施性行为，也会使精神疲倦难以把持，出现遗精、梦交等病证，反倒伤肾，产生尿浊等症状。这样的伤害比起性生活对人的不利要大得多。

但有一种情况例外，就是长期修炼的人，如果出现性欲降低甚至无思无欲的话，说明身体达到了另外一个更高的层次，对健康长寿是极有帮助的。

3. 根据个人情况自然交合不必强求

原文 凡人气力自有强盛过人者，亦不可抑忍，久而不泄，致生痈疽。若年过六十，而有数旬不得交合，意中平平者，自可闭固也。

——《备急千金要方·养性·房中补益第八》

解读 一个人的血气和精力往往因人而异，自然会有一些人生来身强体壮，性欲特别旺盛，远远超过一般人。凡是属于这种情况的，也不可以强行地压抑和强忍着不去进行性生活。如果长久地得不到泄放，就会导致生出毒疮。当然，如果超过了60岁，虽然性欲强盛，但数十天没有进行性交合，也可以心平气和地过日子，便可以自行关闭精门，不再进行性交合。对性生活频率要辩证看待，不拘泥于成说，应该顺其自然，否则反而致生疾病。

4. 年龄不同性生活频率也不同

原文 人年二十者，四日一泄，三十者八日一泄，四十者十六日一泄，五十者二十日一泄，六十者闭精勿泄，若体力犹壮者，一月一泄。

——《备急千金要方·养性·房中补益第八》

解读 成年人的性生活是必需的，但也不能过于频繁。关于性生活的频率，要根据个人的年龄和身体状况而定。一般以第二天不感到疲乏无力，反而觉得精神旺盛、身体轻松为度。《黄帝内经》中将男女的生殖发育期分别以八和七为周期，女子在二七14岁左右开始有了月经，能够生子；男子则在二八16岁左右开始遗精，有了生殖能力。20岁左右男子正值三八年纪，肾气充盛，正是生育的高峰期，性生活频率过低不利于受孕，所以大约一周两次。人的年龄变化、性生理需求和精力也都在变化，此后随着年纪渐长，肾气的虚衰，频率逐渐减少。

二、适当的性生活对人有益

1. 40岁以上要学点房中术

原文 论曰：人四十以下，多有放恣，四十以上，即顿觉气力一时衰退，衰退既至，众病蜂起，久而不治，遂至不救。所以彭祖曰：以人疗人，真得其真。故年至四十，须识房中之术……非欲务于淫佚，苟求快意，务存节欲，以广养生也；非苟欲强身力，幸女色以纵情，意在补益以遣疾也。此房中之微旨也。

——《备急千金要方·养性·房中补益第八》

解读 年轻的时候，大多数人血气方刚，在男女性交合方面会有一些放肆，想怎么做就怎么做。人到40岁（指男性），心理、生理及工作、学习、生活都面临一个质的飞跃：一方面，身体各系统功能在向衰老转化，越过了它的鼎盛时期；另一方面工作上更成熟，挑起了更重的担子，事业正向辉煌转化；在生活中，上有老人要照顾，下有子女诸事待安排，可以说身心交瘁，常常会突然感到血气和力量在很短的时间内就迅速地衰退下来了。

一个人的身体开始衰退，许多疾病就像捅了马蜂窝一样，一齐冲过来，将人重重包围起来；如果长久地得不到治疗，就会逐渐成为终身疾病，甚至成为不治之症。

彭祖说：用人来治疗人，才是最真实可行而且有效的好方法。因此，一个人超过了40岁，必须熟悉和掌握男女性交合的方法和技巧。这样做并不是为了可以专事淫技，追求感官刺激，相反却是为了可以更好地保存精神、节制情欲来达到

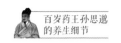
养生的目的；也并不是为了可以强壮身体，放纵情欲，相反是为了得到补益来治疗疾病。这才是房中术真正的意义。

2. 前戏调情，切勿霸王硬上弓

原文 凡御女之道，不欲令气未感动，阳气微弱即以交合，必须先徐徐调和，使神和意感良久，乃可令得阴气，阴气推之，须臾自强，所谓弱而内迎，坚急出之，进退欲令疏迟，情动而止，不可高自投掷，颠倒五脏，伤绝精脉，致生百病。

——《备急千金要方·养性·房中补益第八》

解读 性前戏是指性生活中男方阴茎完成插入前的一系列行为。由于男性的性兴奋容易出现，而女性的性兴奋出现较为迟缓，因此性前戏就尤其重要。性生活不应仓促行事，在刚刚有性兴奋时就急着性交，而必须做充分的性前嬉戏，充分激发女方的性兴奋。并在女性的性兴奋激发下，男性获得进一步的性兴奋，阴茎就更充分勃起。此时进行性生活才能双双享受高质量的性体验。

相反，如果仓促进行性生活，男性性兴奋时女方没有充分的性反应配合，或女子有了性反应而男子已失去激情没有了回应，这样不单对男性有害，也对女性不利。性生活也就变得毫无乐趣，只是一种低层次的单向发泄。由于男性过早到达高潮射精并进入不应期，性生活便无奈地结束，致使女性的性生理反射受阻中断而无法享受性高潮，还会使女性激发的性冲动能量得不到宣泄而烦躁不安，从而逐渐对这种低质量的性生活产生厌恶，出现性欲下降和性冷淡。因此，性前戏是性生活中必不可少的环节。没有经过充分的性刺激，尚未性兴奋就仓促行房事，不但难以达到满意的性生活效果，久而久之，还会使女方产生性厌感，影响夫妻生活，有的甚至造成夫妻离异。

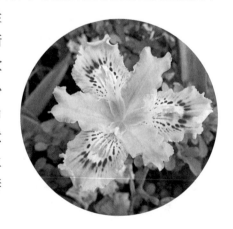

3. 性生活不可毫无节制

原文　所以善摄生者，凡觉阳事辄盛，必谨而抑之，不可纵心竭意以自贼也。若一度制得，则一度火灭，一度增油。若不能制，纵情施泻，即是膏火将灭，更去其油，可不深自防……晚而自保，犹得延年益寿。若年少壮而能行道者，神仙速矣。

——《备急千金要方·养性·房中补益第八》

解读　一个善于把握生命的人，凡是觉得在男女性交合方面总是欲望过盛，一定要谨慎地抑制它，不可以放纵自己的情欲而穷尽自己的意愿，导致自己损害自己的生命。孙思邈把"欲"和"精"比作"火"和"油"，火旺则油耗，欲多则精伤。如果能够抑制住欲望一次，就相当于给自己灭了一次火，也就相当于给自己的生命加了一次油。如果人本来已经处老，却不能抑制欲望，纵情施泄，也就相当于在油膏燃起的火本来将要渐渐熄灭的时候，却又去减少油膏。在这种情况下，祸害就不可避免了。

一个人在少年时候也许不懂得这些道理，即使懂得了这些道理，也不一定会相信它并且照做。到年老的时候，已经懂得了这些道理，却已经太晚了。如果有了相关的疾病，就很难实施养生之道了。尽管如此，如果能够在晚年适当地安排性生活，节制过度的性欲望，好好保养身体，还可以达到延年益寿的目的。当然，如果青壮年时期就能够懂得这些道理并遵照去做，就能使身体健康达到更高的层次。

4. 良好的两性生活有助养生

原文　然长生之要，其在房中，上士知之，可以延年除病，其次不以自伐。若年当少壮，而知还阴丹以补脑，采七益于长俗者，不服药物，不失一二百岁也，但不得仙耳。不得其术者，古人方之于凌杯以盛汤，羽苞之蓄火。

——《备急千金要方·养性·养性序第一》

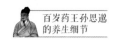

解读 在孙思邈眼中，房中术不仅仅是一种进行阴阳交合、繁衍后代的活动，还是能够调和阴阳、摄生保生的方法。孙思邈在《备急千金要方》中专门写下《房中补益》来介绍"房中之术"，可见他对房中养生的重视。

适度和谐的性活动是男女双方生理心理的本能要求，是男女的共同需求，掌握一定的房中术，不仅使双方感到愉悦，且能在情感上获得巨大的满足，为婚姻美满、家庭和睦、健康长寿提供了保证。性爱有益健康的十大原因在于：减缓衰老，养生益寿；缓解疼痛；改善免疫功能，提高抗病能力；舒缩血管，降低血压；安神助眠，有益智效应；促进伤口愈合；可以使皮肤光滑而有弹性，有利于美容；对呼吸、心跳有益，减少心脏病和心肌梗死的发生；减肥；使骨骼更坚强。

但房事也是一柄双刃剑，掌握好可以延年益寿，一旦不能适度，极易戕害自身，孙思邈把过度房事的危害比喻成用冰来盛开水，用羽毛来包火焰，不可长久。

5. 两情相悦，房中有术

原文《仙经》曰：令人长生不老，先与女戏，饮玉浆。玉浆，口中津也。使男女感动，以左手握持，思存丹田，中有赤气，内黄外白，变为日月，徘徊丹田中，俱入泥垣，两半合成一团。闭气深内，勿出入，但上下徐徐咽气，情动欲出，急退之。此非上士有智者，不能行也。

——《备急千金要方·养性·房中补益第八》

解读《仙经》说：要通过男女之间的性交合使人长生不老，就必须先与女方嬉戏，相互吮吸对方的玉浆。所谓的玉浆，就是口中的津液。在进行性交合之前，要让男女双方都兴奋起来，然后用左手按抚着肚脐下方3寸位置上的丹田穴，想象着在丹田穴中有一股红色的气体，里面黄，外面白，逐渐变成太阳和月亮，徘徊在丹田穴中，并随着呼吸的引导作用一起进入两只眼睛中点往里的

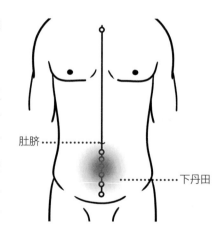

肚脐……

……下丹田

泥垣穴，在脑海里想象着太阳和月亮，它们的直径大约3寸，然后两个半球合成一个完整的球。于是屏住呼吸，将阴茎深深地插入女方的阴道，不要抽送，只是徐缓地上下咽气。直到男女双方都获得了性快感，精液就要向外泄放的时候，便急切地退出。这一点，需要房中之术修为极好，而且非常理智和聪明的人才能够做得到。

第二节
双刃剑在，不当伤人

一、纵欲太过，百病缠身

1. 年轻纵欲，到老吃亏

原文 盛状之时，不自慎惜，快情纵欲，极意房中。稍至年长，肾气虚滋竭，百病滋生。

——《备急千金要方·消渴淋闭溺血水肿·消渴第一》

解读 现代性医学认为，长期性生活过度，会引起全身高度兴奋，促使能量高度消耗，人的免疫系统调节功能减退，加重性控制神经中枢与性器官的负担，引起性生理衰退，造成性功能障碍，引发多种疾病。久而久之，必然造成体质状况低下，进而影响到精神状态、思维、记忆和分析理解能力，促使人体早衰和短寿。

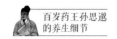
2. 年轻人远离壮阳药

原文 是以人年四十以下，即服房中之药者，皆所以速祸，慎之慎之！故年未满四十者，不足与论房中之事，贪心未止。兼饵补药，倍力行房，不过半年，精髓枯竭，唯向死近。少年极须慎之。

——《备急千金要方·养性·房中补益第八》

解读 孙思邈同时指出不到40岁的年青人专注于房中术，采用服药的方式增强性功能，恣意追求性享乐，是极其危险的行为。这样做不过半年，就会精髓枯竭，产生严重后果。所以孔子也说，年少之人，血气未定，戒之在色。

3. 力不从心只因过早消耗

原文 阴痿消小，临事不起，精清而少，连连独泄……此由年少早娶，用心过瘥。

——《千金翼方·补益·叙虚损论第一》

解读 中医学认为，男女要在生理发育成熟后再结婚行房事，才可以防止不育、早产等情况，使后代健康长寿，这一见解与现代医学优生优育的观点是一致的。虽然男女在16岁和14岁左右就开始性发育，有了生育能力，但促进人体生殖器官成熟并维持生殖功能的物质（中医学称之为天癸）还很弱，正是应该好好培护的时候。而且青少年正是学知识长身体的重要时期，是一个人的体格、情感、意志、知识、理想和兴趣发展的重要阶段。经科学测定，人体骨骼钙化过程20～25岁才能完成。早婚早育影响青年人身体的正常发育，造成记忆力减退，身体消瘦，疾病缠身，有的未老先衰。另一方面，早婚早育者所生的孩子中全唇裂、先天性心血管病、智力低下、营养不良、佝偻病等出生缺陷的发病率远远高于正常婚育婴儿。这充分说明早婚早育不仅损害自身健康，也给子孙后代的健康成长带来严重危害。

二、两性生活应守禁忌

1. 几种情况下不宜交合

原文 人有所怒，血气未定，因以交合，令发痈疽。又不可忍小便交合，使人淋，茎中痛，面失血色。及远行疲乏来入房，五劳虚损，少子。且妇人月事未绝而与交合，令人成病，得白驳也。

——《备急千金要方·养性·房中补益第八》

解读 孙思邈十分注重房事的禁忌，与现代性健康的许多观点不谋而合。

首先是情志。情绪不安、暴怒时人的气血逆行而不安定，"怒则气上""怒发冲冠"，过怒的情志，直接伤及肝脏。肝又主筋，阴茎的勃起有赖于宗筋功能正常，肝受损会累及宗筋，容易出现勃起问题，导致性功能障碍。心情也会影响前列腺的健康，与多种因素共同作用导致前列腺炎。生气会使睾丸生精功能发生紊乱，精液中的分泌液，如前列腺液、精囊腺液、尿道球腺液等成分也受到影响，极不利于精子存活，从而大大降低受孕成功的几率。生气还会影响内分泌，进而导致女性性欲低下，引发肝气不舒、气滞血瘀，发生乳腺增生、早衰、性冷淡等问题。

现实生活中，一些男子喜欢忍着小便进行性生活，认为这样不仅感觉更刺激，而且能够延长做爱时间。当有尿液积存在膀胱中时，会压迫膀胱周围神经，提高性神经的兴奋性，阴茎自然会勃起，并有性交的冲动。但是长期憋尿会使人患上膀胱炎和尿路感染，引起小便失禁、淋漓不尽。长期在憋尿状态下行房，也会导致阴茎疼痛，面上失去血色。

如果是出远门刚回家，身体疲乏，这个时候进行性生活，也会导致五劳的疾病，使人身体虚弱，元精和血气损伤，生育能力降低。

另外，女性月经期间的性生活也是不被提倡的。因为此时性交，男性生殖器可能会把细菌带入阴道内，经血是细菌等微生物的良好培养基，细菌极易滋生，感染子宫内膜，甚至可累及输卵管和盆腔器官；月经分泌物进入男子尿道，也可能会引起尿道炎；精子在子宫内膜破损处和溢出的血细胞相遇，甚至进入血液，可诱发抗精子抗体的产生，从而导致免疫性不孕、不育症；由于性冲动时

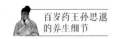

子宫收缩，还可将子宫内膜碎片挤入盆腔，引起子宫内膜异位症，导致不孕症的发生。

2. 要想长生先要独居

原文 是以人之寿夭在于搏节。若消息得所，则长生不死；恣其情欲，则命同朝露也。

——《备急千金要方·养性·养性序第一》

彭祖曰：上士别床，中士异被，服药百裹，不如独卧。色使目盲，声使耳聋，味使口爽。苟能节宣其宜适，抑扬其通塞者，可以增寿……真人曰：欲求长生寿考，服诸神药者，当须先断房室……慎之！慎之！古之学道者所以山居者，良以此也。

——《千金翼方·养性·养性禁忌第一》

解读 搏节，就是抑制、节制的意思。性欲要求是人的生理需要，不能绝对禁止，但也必须有所节制。调控得当有助于人的健康长寿，失于控制则害人性命。原则上应以第二天不感到疲乏，反而觉得全身清爽、精神愉快为适度。

道教讲求清心寡欲，但是寡欲不是禁欲，与佛教完全禁欲主义不同，道教不禁止人们自然正常的欲望，反而认为合理的性欲体现了"道"的自然性，是值得提倡的。但道教认为"房中之事能生人，能杀人"，精气是人的根本，精竭则命归，告诫人们不要放纵恣欲。反对纵欲，要求"房事有节，当知宜忌"。道家认为淫色伤身损命，过则不及，故养生之要，须节欲守戒，节制性欲比服食金丹更为重要。

3. 康复期病人先要忌性生活

原文 热疾新瘥，交者死。

——《千金翼方·养性·养性禁忌第一》

解读 中医学所说的"热病"，广义上泛指一切外感热病和内伤发热两大类疾病，狭义多指外感热性病，包括了西医学的大部分感染性疾病，具有发病急、病情重等特点。"新瘥"就是症状刚刚解除。这类疾病在经过治疗后，症状虽然好转，但感染发热等对身体的消耗极大，病后不去进行积极的休息恢复，反而进行性生活，不仅使身体更加虚弱，而且有可能造成疾病的复发。

有些外感热病，性生活还是不可忽视的传播途径。现代临床研究发现，SARS等呼吸道传染病的传播在症状出现后一般通过空气和飞沫传播，也可通过污染物品接触传播。这些传播方式一般需要较长时间。但处在潜伏期的第一次病毒血症，由于血液中有一定量的病毒，也可以通过性生活传播。而且通过性途径进入体内的病毒很容易通过淋巴进入血液，迅速抵达靶器官而大量繁殖，大大缩短潜伏期。

4. 醉酒后行房太伤身

原文 醉不可以接房，醉饮交接，小者面黚、咳嗽，大者伤绝脏脉损命。

——《备急千金要方·养性·道林养性第二》

解读 醉酒轻则易导致肝功能受损、阳痿、射精抑制、女性性欲减退、性高潮减弱或丧失，重则导致睾丸萎缩、精子发育不良或失去活力、产生自身抗体而不育。由于过量饮酒能导致内分泌紊乱，并使染色体结构和数目发生变化，易出现早产、低能儿、先天性畸形儿。一些人习惯酒后行房事，认为这样能"提高质量"。其实，酒后尤其是大量饮用烈性酒后，行房事不仅不能"提高质量"，反而还会导致男子阴茎勃起不坚或早泄，妨碍性生活和谐。

5. 变天的日子易受惊吓

原文 日月薄蚀、大风大雨、虹霓地动、雷电霹雳、大寒大雾、四时节变，不可交合阴阳，慎之。

——《千金翼方·养性·养性禁忌第一》

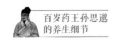
解读 性生活还要讲究天时和地利。适宜的时机和气候环境对于性生活的和谐美好，具有重要的意义。天气的急剧变化，对人体各方面的功能都会带来影响，尤其对精神心理方面有很强的刺激性。从季节方面来说，古来便有"春夏养阳，秋冬养阴"之说，又有"冬不藏精，春必病温"的教导，因此在冬天不宜多行房事。日期方面，冬至阳气开始生发，夏至阴气开始生发，这是天地阴阳变化的时间节点，不宜进行阴阳交合。此外，天气的异常，如大风大雨、大寒大雾、电闪雷鸣、突发地震、日食月蚀等，这些时候人的精神都处在不安的状态，最好不要进行性生活。孙氏的上述观点，从时间生物学的角度来说是很有道理的。

6. 除了天时还要讲地利

原文 又避日月星辰、火光之下，神庙佛寺之中，井灶圊厕之侧，冢墓尸枢之旁。

——《备急千金要方·养性·房中补益第八》

解读 性生活的地利包括居地、房屋、声色环境等。性生活的地点应该是空气洁净无污染、环境安静无噪音、光线明暗相宜的地方。日月星辰、火光之下，神庙佛寺之中，水井、厨房、厕所边上，坟墓棺椁旁边，人身处这些地方，心情难免紧张不安，不适合进行私密活动。现代城市应避免高压、强电滋波、高辐射、高温、强污染、高噪音等强刺激环境。性生活讲究理想的环境，不但交媾双方心情舒畅，气血运达，而且对胎儿先天禀赋也有影响。

7. 房中术可不是为了任意享乐

原文 夫房中之术，其道甚近，而人莫能行。其法一夜御十人，闭固而已。此房中之术，毕也……非欲务于淫佚，苟求快意；务存节欲，以广养生也；非苟欲强身力，幸女色以纵情，意在补益以遣疾也。此房中之微旨也。

——《备急千金要方·养性·房中补血第八》

解读 房中术在我国有着悠久的历史，是古代研究性生活的经验总结。至今保存下来的房中术著作十分丰富。根据《中华道教大辞典》中的解释，房中术是有关性的养生术，包括性生理、性心理、房事卫生、优生学及性功能障碍治疗和保健的知识，还有一些性生活的禁忌事项。在调节男女性生活及治疗性功能障碍等方面仍有一定的参考价值。

一方面由于人类性爱活动的隐秘性，另一方面由于传统社会的伦理观念，人们对房中术有着极大的误解。批评的人把它当作增强性功能以图感官刺激的奇技淫巧，伤风败俗；而支持的人也只对所谓能够"夜御十人"的闭固术感兴趣。孙思邈再三告诫，房中术的目的并非贪图性交合的快意，相反在于节欲养生，补益疗疾。

实际上，如果抛开糟粕内容不说，房中术在保持和谐性生活和性科学方面确实具有许多可以借鉴的宝贵经验。房中术所提倡的节欲有度、房事禁忌、性爱艺术等性理论，就是在现代依然是指导性生活行为的科学原则，而且房中术所记载的诸多关于性功能障碍的治疗方法和优生保胎术，对于现代性医学的临床借鉴，不无裨益。

8. 用燥烈药来助阳得不偿失

原文 又有贪饵五石，以求房中之乐，此皆病之根源。

——《备急千金要方·诸论·论治病略例第三》

解读 "五石"即五石散，药方由钟乳石、硫黄、白石英、紫石英、赤石脂5种矿物类药组成。这5种药的药性都十分燥烈，服后使人全身发热，服药后，必须冷食、饮温酒、冷浴、散步、穿薄衣来散发，所以又叫寒食散。服用五石散在魏晋时期蔚然成风。一个人初服五石散后，会改进血象，使人面色红润，双目有神，迎合了当时追求貌美的社会风气。五石散具有镇心、定惊、平喘的功效，成为身体虚弱的人的常备药。当时上层社会性生活放纵，很多人像驸马何晏一样通过服药壮阳。服用五石散，还能使人产生一种不可言喻的快感。王羲之曾说服散

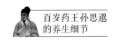
后感觉身轻行动如飞。因为名士们的倡导，服散成为一时风尚。从魏晋直到唐朝，数百年间风行不绝。

然而，这些药物有慢性中毒的作用，许多长期服食者都因此而丧命，如晋哀帝司马丕、北魏道武帝拓跋珪、北魏献文帝拓跋弘等，学者皇甫谧则因服散而成残疾。

孙思邈对当时盛行的服用五石散来增强性能力，以致致病害人的现象非常痛心。曾呼吁世人"遇此方，即须焚之，勿久留也"。

第六章

练功养气，食药补助

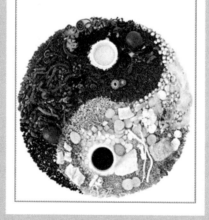

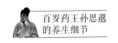

第一节
按摩导引，常习不缀

一、按摩推拿，活血通关

1. 有事没事都别忘记按摩

原文 小有不好，即按摩捋捺，令百节通利，泄其邪气。凡人无问有事无事，常须日别踏脊背四肢一度，头项苦令熟踏，即风气时行不能著人。此大要妙，不可具论。

——《备急千金要方·养性·居处法第三》

解读 捋，本意指揉搓；捺，指用手按。按摩捋捺，就是指用手按摩全身。按摩，又叫推拿，是中医养生康复的特色手段之一，通过运用按、摩、推、拿、揉、捏、点、拍等形式多样的手法，达到疏通经络、推行气血、扶伤止痛、祛邪扶正、调和阴阳的效果。远在两千多年前的春秋战国时期，按摩推拿疗法就广泛地应用于医疗实践。神医扁鹊运用按摩、针灸成功地抢救了濒临死亡的病人。我国现存最早的医学经典《黄帝内经》有按摩可以治疗许多疾病的记载。孙思邈非常重视日常保健按摩，将其当作防病治病的重要手段。平时生活中，要细致体察自己的身体状况，一旦发现有不舒服的地方，就及时按摩，疏通气血，灵活关节，使邪气无处藏身。

人体的脊背是督脉（图）所在的地方，督脉主一身阳气，又有五脏的腧穴分布，更关联整个身体；四肢内外侧的前中后是十二经脉循行线路最长的地方，也和内脏器官相联。日常无事的时候按摩脊背和四肢可以起到很好的保健作用。如果不慎感受了风寒，头痛，颈项部僵硬，可以让别人用脚踩踏脊背四肢，时间久一些，风气这时还在表，得到及时疏导，就不会继续深入，造成其他严重后果了。

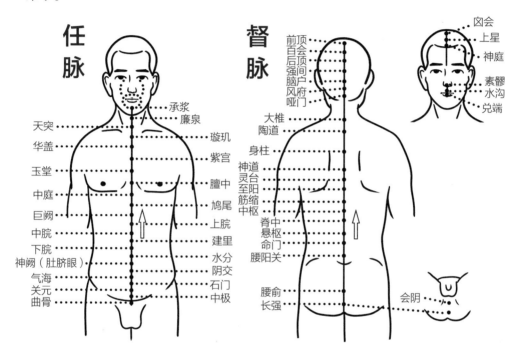

2．孙真人养生十三法

原文 头常摇、发常梳、目常运、齿常叩、漱玉津、耳常鼓、面常洗、腰常摆、腹常揉、撮谷道（即提肛）、膝常扭、常散步、脚常搓。

解读 生命在于运动。这里的小功法被后世称为孙思邈养生十三法，可以让全身从上到下运动起来。

头常摇：双手叉腰，闭目，脖子放松，垂下头，缓缓向上向右向后向左扭动，直至恢复原位为一次，反方向重复。这动作经常做可以令头脑灵活，防止颈

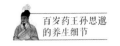
椎增生，不过，要注意慢慢做，否则会头晕。

发常梳：可以用木梳也可以用手指干梳。将手掌互搓36下，令掌心发热，然后由前额开始扫上去，经后脑扫回颈部。头部有很多重要的穴位，经常做这动作，可以明目祛风，防止头痛、耳鸣、白发和脱发。

目常运：保持头部不动，眼睛向上、左、下、右四周缓慢尽力转动，再反方向重复。可以纠正近视和弱视。

齿常叩：双唇微微闭合，上下排牙齿互叩，无需太用力，但要发出声响。这动作可以通上下颚经络，帮助保持头脑清醒，加强肠胃吸收，防止蛀牙和牙骹骨退化。

漱玉津：口微闭合，将舌头伸出牙齿外，沿着上下齿龈慢慢转动，反方向重复。然后再将舌头放在口腔内，围绕上下腭转动，反方向重复。吞口水时，尽量想象将口水带到下丹田。经常做这个动作，可以强健肠胃。

耳常鼓：双手掌捂住双耳，食指压住中指，用力弹向脑后。可以增强记忆和听觉。

面常洗：用手指干搓脸，可以令脸色红润有光泽，同时不会有皱纹。

腰常摆：常常转动腰肢，可以强化肠胃、固肾气，防止消化不良、胃痛和腰痛。

腹常揉：两手交叉，围绕肚脐顺时针方向揉，范围由小到大，再反方向转回到肚脐，范围由大到小。这动作可以帮助消化、吸收，消除腹部鼓胀。

撮谷道：松静站立，吸气时提肛，即将肛门的肌肉收紧。闭气，维持数秒，直至不能忍受，然后呼气放松。相传这动作是乾隆最得意的养生功法。

膝常扭：双脚并排，膝部紧贴，人微微下蹲，双手按膝，向左右扭动。这个动作可以强化膝头关节。所谓"人老腿先老、肾亏膝先软"，要延年益寿，要从双膝做起。

常散步：走路时挺直胸膛，轻松地散步。最好心无杂念，尽情欣赏沿途景色。民间常说，"饭后走一走，活到九十九"。

脚常搓：洗完脚后用右手擦左脚，左手擦右脚。由脚跟向上至脚趾，再向下擦回脚跟为一下。或者用两手大拇指轮流擦脚心涌泉穴。可以治失眠、降血压、消除头痛。

3. 生命在于运动

原文 非但老人须知服食、将息、节度，极须知调身按摩、摇动肢节、导引行气。行气之道，礼拜一日勿住，不得安于其处，以致壅滞，故流水不腐，户枢不蠹，义在斯矣。

——《千金翼方·养性·养老食疗第四》

解读 流动的水不会腐臭，每天开关的门轴不会被虫蠹掉。生命在于运动，尤其是老人，精气渐渐衰退，行动能力越来越弱，惰性也随之增加。不爱动就慢慢动不了，动不了就更不爱动，气血逐渐壅滞，形成恶性循环，百病丛生。因此老人的养生，需要关注的不只是饮食、起居、药物等，更要在平时无病的时候，每天按摩导引，运动肢体，使气血流通，精神振奋。

4. 孩子常用药膏按摩保平安

原文 治少小新生，肌肤幼弱，喜为风邪所中，身体壮热，或中大风，手足惊掣，五物甘草生膏摩方……小儿虽无病，早起常以膏摩囟上及手足心，甚辟寒风。

——《备急千金要方·少小婴孺方·惊痫第三》

解读 按摩推拿由用于成人逐渐发展到小儿养护，这经历了一个相当长的历史时期。孙思邈《千金方》最早记载按摩治疗小儿疾病。由于小儿肌肤娇嫩，在采用推拿疗法时，往往会使用介质，如酌选姜汁、葱白汁、薄荷水、滑石粉、麻油、药酒、膏剂等，以发挥推拿和药物治疗的综合效应，同时，还可起到保护肌肤的作用。孙思邈对膏剂使用较多，在《备急千金要方》和《千金翼方》两本书中记有许多膏摩方，如苍梧道士陈元膏、丹参膏、乌头膏、赤膏及其他无名的膏摩方10多种。

此处孙思邈用的膏方叫五物甘草生摩膏方，药物有甘草、防风、白术、桔梗、雷丸。5味药捣烂后放入没下过水的猪油中，用微火煎成膏。用的时候去滓，

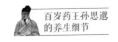
取出弹丸大小的一枚，在手心搓开，用手
按摩小儿的头顶和手心脚心。方子中的雷
丸是一种真菌的干燥菌核，有杀虫消积的
作用。早在秦汉时期的《神农本草经》中
就记载雷丸可以做成膏摩治小儿百病。防
风和白术是增强免疫力的要方——玉屏风
散的主要药物。桔梗宣肺止咳，甘草有补
气的作用。这个方子以祛风补益药为主，
扶正与祛邪相结合，强调"炙手以摩儿百
遍"，体现了手法的透热作用，不但可以
用于治疗小儿受风寒之后的发热惊挛，而
且可用于小儿日常保健。

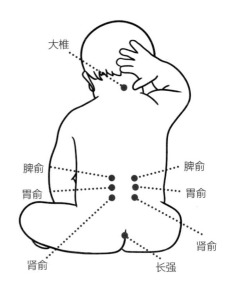

二、做做导引，帮助康复

1. 气功导引行气活血

原文 心无烦，形勿极，而兼之以导引，行气不已。亦可得长年。

——《备急千金要方·养性·调气法第五》

解读 按摩时肌体是被动地运动，而导引是主动地运动肢体。"导引"又称
"道引"，就是用意念以自力引导肢体运动，使内气顺畅、气血平和，达到强身
健体的目的。导引属动功范畴，但又和现代纯粹肢体运动的体操等体育锻炼方法
有根本不同，在肢体运动的同时，必须伴有行气、存思守一等，所以道教典籍往
往将导引与服气一并论述。也就是说，导引的时候，首先精神上必须祥和，身体
俯仰运动的时候，也要不徐不疾，肢体伸曲时，也必须有节奏和控制。

　　现存全世界最早的导引图谱是1972-1974年在长沙马王堆汉墓出土的帛画，
绘有44个人物的导引图式，每图式为一人像，男、女、老、幼都有，除个别做器

械运动外，多为徒手操练，动作多模仿动物。三国时期名医华佗把导引术式归纳总结为5种，创"五禽戏"，即虎戏、鹿戏、熊戏、猿戏、鸟戏，简便易行，对后世医疗和保健都起到了推进作用。《备急千金要方》中记有"天竺国按摩法""老子按摩法"等，虽然题名按摩，其实是导引。四十九式"老子按摩法"、十八式"天竺国按摩法"和十七式"养生操"，都曾在当时社会上广为流传。

2. 天竺国按摩法

原文 两手相捉纽捩，如洗手法。两手浅相叉，翻覆向胸。两手相捉，共按胫，左右同。两手相重按膝，徐徐捩身，左右同。以手如挽五石力弓，左右同。作拳向前筑，左右同。如拓石法，左右同。作拳却顿，此是开胸，左右同。大坐斜身偏欹如排山，左右同。两手抱头，宛转膝上，此是抽胁。两手据地，缩身曲脊，向上三举。以手反捶背上，左右同。大坐伸两脚，即以一脚向前虚掣，左右同。两手据地回顾，此是虎视法，左右同。立地反拗身三举。两手急相叉，以脚踏手中，左右同。起立以脚前后虚踏，左右同。大坐伸两脚，用当相手勾所伸脚，著膝中，以手按之，左右同。

——《备急千金要方·养性·按摩法第四》

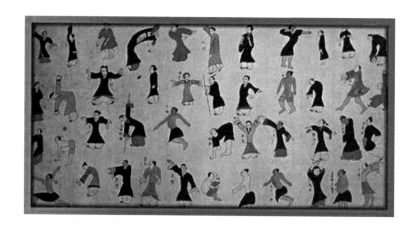

解读 "天竺国按摩法"是转录印度导引按摩之术，特点是通过运动肢体的各个部位，使全身的肌肉和韧带关节都在功能活动的范围内得到适度运动和锻

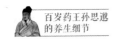
炼，同时使各处的皮毛筋骨都得到适当的按摩、捶打、振动，以促进气血运行，从而起到防病、治病、康复的作用。这套导引功法一共有18个动作。

第一式：一手握捉另一手，相互扭转搓揉手指手背，像洗手一样。再双手互换。

第二式：十指交叉，掌心向内，向下翻转成掌心向外，向前推出，推尽后停留片刻；再向下翻转成掌心向内，拉回胸前。

第三式：搓热两掌心，快速摩搓左膝和左小腿内外两侧，再用同样的方法快速搓摩右膝和右小腿内外两侧。

第四式：平坐，两手交叠按在左大腿上，慢慢向右侧转身，到极限停留片刻，再慢慢回转。换两手相叠按在右大腿上，向左侧转身。

第五式：松静站立，左手前伸如挽弓，右手用力向后做拉弓状，然后以右手在前，左手用力做拉弓。

第六式：松静站立，双腿微屈，双手屈臂握拳，左拳轻向前冲，冲到最后稍停留，收回换右拳向前轻冲。

第七式：松静站立，左手叉腰，右手握空拳向前伸出，上下摆动，收回，换另一侧重复。

第八式：松静站立，左手握拳向左侧抬起，以肩带动前后摆动扩胸，再换右手右侧重复。

第九式：盘腿平坐，向左侧缓慢转动身体，到极限恢复正坐，左右交替。

第十式：松静站立，双手十指交叉抱紧脑后，以腰带动，身体向左侧慢慢扭转，拉伸右侧胁肋部，再换右侧重复，拉伸左侧。

第十一式：站立后弯腰俯身，两手按地，缩腹拱背，放松，慢慢向上挺身三次。

第十二式：松静站立，双手握空心拳，反手向后捶打后背。

第十三式：平坐，两脚向前伸直，右膝压地，抬左脚，屈左膝，向前悬空蹬出，左右交替进行。

第十四式：两脚站立，弯腰俯身，两手心撑地，腰向左转，带动脖子向左侧扭转，目光看左后方；然后依式再向右侧扭转腰颈，看右后方。

第十五式：松静直立，两手叉腰，背伸直，向下俯身，向左侧后下方转动上身，再转向上，起身，然后向右侧，重复三次。

第十六式：平坐，两手十指交叉，先屈左膝，用左脚掌踏住相交的双手掌，再慢慢伸直左膝；然后将左脚收回，换右脚右膝重复。

第十七式：松静站立，两手叉腰，先把重心放在右脚，左腿提起，左脚悬空做蹬踏动作，蹬出的时候勾脚背，收回的时候绷脚尖；然后换右侧重复。

第十八式：平坐，双下肢伸直，用左手抓住左脚放在右膝上，并用左手按住；然后再用右手抓住右脚放在左膝上，并用右手按住。

3. 叩牙齿咽口水是长寿秘法

原文　魏武与皇甫隆令曰：闻卿年出百岁，而体力不衰，耳目聪明，颜色和悦，此盛事也。所服食、施行、导引，可得闻乎？若有可传，想可密示封内。隆上疏对曰：臣闻天地之性，唯人为贵。人之所贵，莫贵于生。唐荒无始，劫运无穷。人生其间，忽如电过，每一思此，凔然心热，生不再来，逝不可追，何不抑情养性以自保惜？今四海垂定，太平之际，又当须展才布德，当由万年。万年无穷，当由修道，道甚易知，但莫能行。臣尝闻道人蒯京已年一百七十八，而甚丁壮，言人当朝朝服食玉泉、琢齿，使人丁壮有颜色，去三虫而坚齿。玉泉，口中唾也。朝旦未起，早漱津令满口乃吞之，琢齿二七遍，如此者，乃名曰练精。

——《备急千金要方·养性·养性序第一》

解读　皇甫隆是三国时期魏国人，当过敦煌太守，在任上教导民众改进农业生产技术，以节省人力提高产量。还曾受青牛道士传授养生方术，活了160多岁。他年过百岁的时候，曹操见他仍然体力不衰，耳目聪明，而且面色红润，觉得很神奇，认为他一定是服了神奇的药物或者做了神秘的导引之术。皇甫隆却回答说：天地之间，人是最宝贵的，而人最宝贵的就是生命。相对于宇宙来说，人的一生短暂得像一道闪电，而且生命一旦消逝就追不回来。只要明白了这个道理，就会调适自己的情志以保养性命。尤其是在天下太平无事的当下，更要施展才德来统治国家，以求长治久安。要想有更长久的性命，必须修习道法。其实道法说起来都很容易，但很少有人能够长久地奉行。比如说，有一个道士叫蒯京的，到了178岁还很健壮。他的养生之法就是每天叩齿咽津。这个小功法可以除

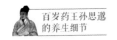
去人体内的三虫，坚固牙齿，强身健体。

中医学认为"齿为骨之余"，牙齿的生长和脱落与肾中精气的盛衰有密切关系。叩齿可以刺激牙齿，改善牙齿和牙周的血液循环，加强肾精的作用，使牙齿坚固。古人称唾液为"玉泉""甘露""华池之水"和"金津玉液"，有消肿毒、养五脏、明眼目、悦肌肤的作用，与肾关系密切。肾是先天之本，人体所有生命物质都来源于肾，并储藏于肾。肾阴是人体阴液的根本，肾阳是人体阳气的根本。人体所有的阴液都来源于肾，并储藏于肾，以滋养身体。在五脏中，肾的位置最低，位于下焦，人体全身的阴液都会下行汇入肾，犹如百川归海。《素问·上古天真论》说的"肾者主水，受五脏六腑之津液而藏之"就是这个道理。肾阳好比身体里的一轮太阳，肾中的阴液在这轮太阳的蒸化作用下，通过经络输布于全身，滋养人体的四肢百骸和脏腑组织。肾中所藏的阴液到达口中就可以滋润口舌。

唾液是肾精所化，对人体具有滋养作用，所以练功的时候舌抵上腭，通过叩齿加上呼吸和意念的引导，使唾液缓慢地分泌出来，等到唾液满口时咽下，让它回到身体里滋养肾精，从而起到强身健体、延年益寿的作用。

叩齿咽津功法如下：①叩齿。静坐，百会上顶下颌微收，舌轻抵上腭，轻轻闭上眼睛，意守下丹田，全身放松，自然呼吸。待情绪安定精神集中后，上下门牙轻轻叩打14次，再依次叩打左侧和右侧牙齿各14次，缓慢均匀，不可太用力。②咽津。又称"赤龙搅海"。用舌头在上腭、下腭、上下牙龈的内外缘等部位左右搅动运转各14次。将产生的唾液在口中鼓漱3次，接着将漱津后满口的唾液分成三小口，逐口咽下，咽下时稍用力，使之汩汩有声，慢慢下落到丹田。③收功。意守丹田片刻，双掌合十，互相摩擦至发热，双手搓脸，反复9次；用十指指腹梳头，反复9次；用双手拇指和食指捏住双耳轮，向上提拉9次。

三、把气调顺自然不生病

1．人活一口气，气顺百顺

原文 气息得理，即百病不生。

善摄养者，须知调气方焉，调气方疗万病大患。

——《备急千金要方·养性·调气法第五》

解读 调气导引，相当于现代的气功，就是以呼吸的调整、身体活动的调整和意识的调整（调息、调形、调心）为手段，以强身健体、防病治病、健身延年为目的的一种身心锻炼方法。"服气"是一种以气息吐纳为主，辅以导引、按摩的养生修炼方法，流传甚久。古来名称不一，或称"行气""食气""调息""吐纳""胎息"等等，但不同的称法包含的技法和层次也有些微区别，如"胎息"就是服气练养方技中的最高层次。

调气，总体来说，就是以意念控制呼吸吐纳或内气运行，达到疏理气机，使人体气血舒畅、脏腑通利的作用。练习时均要求凝神净虑，抟气致柔，呼吸吐纳做到轻、缓、匀、长、深，使体内真气升降运动和自然界息息相通，以使人体内气息充实旺盛，身体康健。

原文 作禅观之法，闭目存思，想见空中太和元气，如紫云成盖，五色分明，下入毛际，渐渐入顶。如雨初晴，云入山。透皮入肉，至骨至脑，渐渐下入腹中，四肢五脏皆受其润，如水渗入地，若彻则觉腹中有声汩汩然，意专思存，不得外缘，斯须即觉元气达于气海，须臾则自达于涌泉……则身体悦怿，面色光辉，鬓毛润泽，耳目精明，令人食美，气力强健，百病皆去。

——《备急千金要方·养性·调气法第五》

解读 这里介绍的是一种气功的静功功法，又称"禅观"。具体做法是：或立或卧，全身放松，两眼轻轻闭合。意念想象天空中的太和元气聚集成如盖的五色云彩，慢慢下降，从头顶毛发而入，经过头皮到头骨再到脑。从头又渐渐下降，进入腹部，滋养腹部五脏六腑，再灌溉到四肢，就像下雨之后，雨水从地面一直渗透到地底下。习练久了，会感觉腹部有汩汩的水声，这时更要集中意念，排除杂念不去妄想，这样立刻会感觉真元之气到达腹部脐下气海（图）的位置，接着往下，进入脚底涌泉（图）。这套功法长期坚持的话，身体会有很大改变。面色红润，皮肤有光泽，毛发不干枯，耳聪目明，吃东西有味道，身上有劲，疾病祛除。

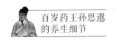
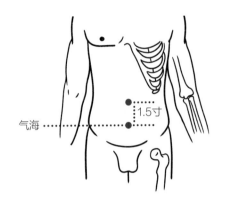

气海　1.5寸

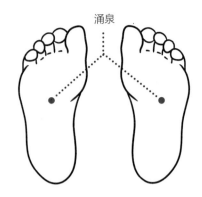

涌泉

2. 后半夜卧式调气法

原文　凡调气之法，夜半后日中前，气生得调。日中后夜半前，气死不得调。调气之时，则仰卧床，铺厚软，枕高下共身平，舒手展脚，两手握大拇指节，去身四五寸，两脚相去四五寸，数数叩齿，饮玉浆，引气从鼻入腹，足则停止，有力更取，久住气闷，从口细细吐出尽，还从鼻细细引入。出气一如前法，闭口，以心中数数，令耳不闻，恐有误乱，兼以手下筹，能至千则去仙不远矣。若天阴雾恶风猛寒，勿取气也，但闭之。若患寒热及卒患痈疽，不问日中，疾患未发前一食间即调，如其不得好瘥，明日依式更调之。

——《备急千金要方·养性·调气法第五》

解读　练习调气导引的时间最好在夜半子时之后，到中午午时之前，这段时间天地阳气逐渐生发，人体的阳气也随之渐强。午时之后到夜半子时之前，这段时间天地和人体都是阴气渐长，阳气渐衰，不利于调气。

调气可以选择仰卧在床上，下面铺好厚而软的床垫，枕头的高度和身体齐平。手脚都尽量舒展开来，两手四指握住大拇指，距离身体一掌的位置。两脚微微分开，全身放松。先叩齿36次，等口中津液多起来，分成小口咽下。用鼻子慢慢吸气，直吸到腹部，腹部鼓起，吸满后停止几秒，感觉气闷时，把气从口中细细吐出，腹部收缩。一次呼吸完成再依法开始下一个呼吸。

这种闭口的腹式呼吸能大大改善肺功能，增加肺活量，加速血液循环，扩大氧的供给，同时也有利于机体代谢产物的排除，对全身器官组织起到调整和促进作用；另外，腹肌的收缩和放松也是一种良好的按摩，可以促进胃肠运动，改善消化功能。同时，腹肌又是排便的动力肌，所以有规律的腹式呼吸锻炼还有利于防止习惯性便秘。本来人一出生时就是用的腹式呼吸，只是后来才转化为胸式呼吸。由于习惯了胸式呼吸，所以在练习腹式呼吸时，要全神贯注，配合用手默数数字，能做得越多越好。

调气的练习也要选择好的天气，如果出现雾霾、大风、暴寒等天气异常变化，就不要练习了。如果患了恶寒发热或是痈疽，就不要拘泥于时间是中午前还是中午后了，在疾病还未发作的时候立即开始练习，如果当天不见效，第二天换个功法再调。

3. 练好六字诀，五脏得安宁

原文 若患心冷病，气即呼出。若热病，气即吹出。若肺病即嘘出，若肝病即呵出，若脾病即唏出，若肾病即呬出。

——《备急千金要方·养性·调气法第五》

解读 在健身气功中，六字诀是一种独特的养生功法，通过呼吸发音，来调节身体的不适。六字诀功法简单易学，疗效显著，适用范围较广，适合各类人群的需要，历代都受到重视，流传极广。形式上有单独练习，也有在其他气功和武术套路中作为发声练习。六字诀的动作在发展过程中也在不断完善，从萌芽时期的只有通过吐气发音调节内脏的口型动作，到宋代出现了六字诀的预备动作。到了明代时期，六字诀开始配以肢体动作出现，肢体动作包括吐气发音时的动作、起势动作和收势动作。吐气发音时的动作与呼吸、经络和意念有着密切的联系。

4. 黄帝观想静功法

原文 常当习黄帝内视法，存想思念，令见五脏如悬磬，五色了了分明

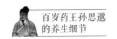
勿辍也，仍可每旦初起，面向午，展两手于膝上，心眼观气，上入顶下达涌泉，旦旦如此，名日迎气。常以鼻引气，口吐气。小微吐之，不得开口。复欲得出气少，入气多，每欲食，送气入腹，每欲食气为主人也。

——《备急千金要方·养性·道林养性第二》

解读 黄帝被尊为道家的先祖，道家修炼养生的很多方法都以黄帝的名称命名，这套黄帝内视法也是如此，是一种以存想为主要手段的养生修炼方法。主要借助存想自身五脏，通过意念的运转，调动内在气血的运行，从而达到防治脏腑和经络疾病的作用。

习练的时候，可在每天早上起床后，端坐在椅子上，或盘坐在床上，两手轻放于膝盖上方。百会上顶，下颌微收，尾闾下垂，会阴轻轻上提，全身放松。目视前方，慢慢将目光回收，收入印堂，两眼轻轻闭合。将意念集中在体内五脏，想象五脏如同悬挂的钟磬，光芒四射，五色分明，分别是红（心）、青（肝）、黄（脾）、白（肺）、黑（肾）5种颜色。可以按照五行相生的顺序，即肝–心–脾–肺–肾，先把一脏观想清楚后，再想下一脏，将五脏依次想一遍，要求形象鲜明，仿佛真的看见。存想时间的长短可以由自己灵活掌握，可多可少，不过要想有较好的效果，应当存想时间稍长一点。这套五脏循环存想的黄帝内视法对脏器系统的疾病有一定的治疗作用，长期坚持，有利于养生长寿。

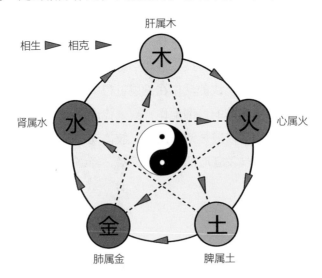

第二节
食药相济，添油续焰

一、药物食物相互配合

1．有病先用食疗

原文 论曰：卫汜称：扁鹊云安身之本必须于食。救疾之首，惟在于药。不知食宜者，不足以全生。不明药性者，不能以除病。故食能排邪而安脏腑，药以恬神养性，以资四气。故为人子者，不可不知此二事。是故君父有疾，期先命食以疗之。食疗不愈，然后命药。

——《千金翼方·养性·养老食疗第四》

2．安身立命，先要了解食物

原文 不知食宜者，不足以存生也。

——《备急千金要·食治·序论第一》

解读 "人是铁，饭是钢"，人赖以生存的气血由饮食化生，饮食是人的安身之本；而人吃五谷杂粮，难免不生病，生病的时候也要依靠药物纠偏。所以要养生就不能不对饮食和药物有所研究，如果不懂得食物的宜忌就没办法保全身体，维持健康；不明白药物的性质，就不能运用药物来祛除疾病。饮食选择得恰当，能够排除邪气而安定脏腑，药物使用适宜，能够使精神性情安稳舒畅而滋养气血。所以作为子女，对饮食药物都要留心钻研。如果父母身体不适，可以先帮助他们调节饮食，通过饮食的调理疾病还是不能痊愈，再处方用药。对于医生也一样，判断一个医生是不是高明，并不能只是通过他的药物治疗效

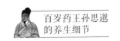

果，而要看他能不能通过调理饮食就使病人的疾病祛除而精神安稳。

我们国家素来就有"药食同源"的说法，即药物和食物都来源于自然界，都是大自然的产物。早在远古时代，我们的祖先为了生存，在寻找食物的过程中，经过口尝身受，发现有的食物具有治病作用，既可当食，也可做药。食物除了具有营养价值，同药物一样也具有药用价值以防治疾病。早在先秦时期，

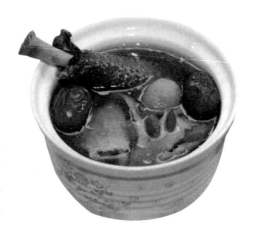

医学分科中就有"食医"的设置，相当于营养师。《诗经》《山海经》中记载有不少药用食物。《黄帝内经》《神农本草经》在这方面更有极为丰富的记载。汉唐时专门的食疗著作就有数十种，可惜大多数没有保留下来。孙思邈在继承前人成就的基础上，积累了更为丰富的经验，在理论和实践上都有许多新的阐发和提高，在他的著作中第一次明确提出"食疗"的概念。

孙思邈进一步强调食疗的重要性，指出饮食五谷是补养人体的基础物质，人体在饮食的滋养下五脏六腑才能得以滋养，人体才有正常的气血活动，保持精神愉快，劳作正常，有效地抵御外邪的侵袭。人体有病之后，不应随意用药，应先根据病因和病邪所侵犯的脏腑，用食物予以调理。然而饮食调理具有一定局限性，在饮食调理达不到目的的时候，再使用药物治疗。

3. 药物偏性大，哪能轻易用

原文　药性刚烈，犹若御兵，兵之猛暴，岂容妄发。

人体平和，惟须好将养，勿妄服药，药势偏有所助，令人脏气不平，易受外患。

——《备急千金要方·食治·序论第一》

解读 孙思邈认为药物性质和滋味的偏性比较大，大多有毒，作用比较猛烈，一般用来对抗各种致病因素（即中医学所谓邪气）。古时候把所有的药物都称为"毒药"，就是指明药物如同军队，战斗力极强，一旦发出，在战胜邪气的同时也难免损伤人体正气。而食物性味的偏性比较小，平和无毒，一般用来补充提高抗病能力（即中医学所谓正气），强身健体。真正高明的医生不用等到疾病发展到严重阶段才用峻猛的药物去治疗，而是在疾病萌芽阶段就看出端倪，及时用相应的食物去调理，从而阻止疾病的发展。这种食疗的思想极大地避免了药物副作用大，甚至导致医源性疾病的弊端，对我们今天也有极大的现实意义。

4．好的医生擅长用食疗

原文 若能用食平疴，释情遗疾者，可谓为良工。

——《备急千金要方·食治·序论第一》

解读 孙思邈在《备急千金要方》中一共收载了154种食物，在传统食物分类的基础上，结合食疗理念划分为果实、菜蔬、谷米、鸟兽（包括虫鱼）四类，按本草书籍体例阐析性味、有毒、无毒、主治、功效等，有的尚简要论述采集时节、别名、炮制、食用方法，对禁忌证、过食所致副作用也有记载。所收食物治病范围非常广泛，囊括内、外、妇、儿、五官、皮肤诸科疾病，其中还不乏补虚、强身、美容之品，于现代饮食颇具参考作用。同时也有助于病人病后科学地选配食物，促进身体康复。孙思邈强调食疗的重要意义，也并不排斥药物治疗。食物、药物对于人体养生保健、防病治病作用不同，优势互补。

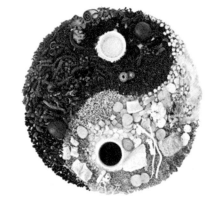

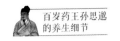
5．老人消化弱饮食切莫太杂

原文 论曰：人子养老之道，虽有水陆百品珍馐，每食必忌于杂，杂则五味相挠。食之不已，为人作患。是以食噉鲜肴，务令简少。饮食当令节俭。若贪味伤多，老人肠胃皮薄，多则不消。

——《千金翼方·养性·养老食疗第四》

解读 孙思邈认为虽然各类食物非常丰富，但人们，尤其是老人，饮食应当以简单少量为主。一是食物品种不宜过杂。食物各有各的滋味和性质，同时吃很多种东西，各种滋味和性质相互干扰，长此以往，身体不能承受就要生病。二是吃的量不宜过多。老人消化功能普遍下降，吃多了不好消化，反而损伤脾胃。

孙思邈这种饮食务求简单的食疗养生思想在我们今天看来，对于疾病的预防十分具有前瞻性。现代社会的典型慢性病与饮食过于丰富有极大关系。拿糖尿病来说，据2013年权威部门发布的调查报告显示，中国成年人糖尿病患病率为11.6%，处于糖尿病前期的人占总人口的50.1%。也就是说，不到10个成年人中，就有1个糖尿病病人，每2个成年人中，就有1个属于糖尿病前期。

糖尿病之所以在发展中国家流行，关键是生活方式的变化。人体内含有一种被称作"节约基因"的基因，能将摄入的食物产生的能量以脂肪的形式储存下来，使人有很强的耐受饥饿的能力，从而适应食物不足的环境而生存下来。这种基因的改变要经过3～4代人才能完成，所以当生活水平骤然提高而这种基因还在起作用时，人们的机体不能适应过于丰富的食物，所以就出现了大量的糖尿病病人。这和孙思邈所提到的，北方素食长寿之人，骤然到江南美食之地反而多疾早夭的现象是何等相似！而防治糖尿病最有效的首要措施是控制饮食。

二、养老离不开药膳

在《千金翼方》中孙思邈专门写了一篇"养老食疗"的文章，文中详细介绍了18首养老食疗的药膳方剂。

耆婆汤（一云酥蜜汤）

组成　酥（一斤，炼），生姜（一合，切），
　　　薤白（三握，炙令黄），酒（二升），
　　　白蜜（一斤，炼），油（一升），椒（一
　　　合，汗），胡麻仁（一升），橙叶（一
　　　握，炙令黄），豉（一升），糖（一升）。

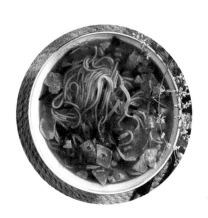

煎服　上一十一味，先以酒渍豉一宿，去滓，
　　　纳糖、蜜、油、酥于铜器中，煮令匀
　　　沸；次纳薤、姜，煮令熟；次下椒、橙
　　　叶、胡麻，煮沸。下二升豉汁，又煮一
沸。出，纳瓷器中密封。空腹吞一合，如人行十里，更一服。冷者加椒。

功用　主大虚，冷风，羸弱，无颜色。

乌麻方

组成　乌麻。

煎服　纯黑乌麻及旒、檀色者，任多少，与水拌，令润，勿使太湿。蒸，令气
　　　遍即下，曝干再蒸，往返九蒸九暴。讫，捣，去皮，作末。空肚，水若
　　　酒服二方寸匕，日二服。

功用　渐渐不饥，绝谷。久服百病不生，常服延年不老，耐寒暑。

蜜饵方

组成　白蜜（二升），腊月猪肪脂（一升），胡麻油（半升），干地黄末（一升）。

煎服　上四味，合和，以铜器重釜煎，令可丸，下之。服如梧桐子三丸，日
　　　三。稍加，以知为度。

功用　主补虚羸瘦乏气力。久服肥充，益寿。

牛乳补虚破气方

组成　牛乳（三升），荜茇（半两，末之，绵裹）。

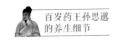
煎服	上二味，铜器中取三升水，和乳合，煎取三升，空肚顿服之，日一。慎面、猪、鱼、鸡、蒜、生冷。
功用	补虚破气。二七日，除一切气。
论曰	牛乳性平，补血脉，益心，长肌肉，令人身体康强润泽，面目光悦，志气不衰。故为人子者，须供之以为常食，一日勿缺，常使恣意充足为度也。此物胜肉远矣。

猪肚方上

组成	肥大猪肚（一具，洗，如食法），人参（五两），椒（一两，汗），干姜（一两半），葱白（七两，细切），粳米（半升，熟煮）。
煎服	上六味，下筛，合和相得，纳猪肚中，缝合，勿令泄气。以水一斗半，微火煮，令烂熟。空腹食之，兼少与饭，一顿令尽。可服四五剂，极良。
功用	补虚羸乏气力。

牛乳方

组成	钟乳（一斤，上者，细研之如粉），人参（三两），甘草（五两，炙），干地黄（三两），黄芪（三两），杜仲（三两，炙），苁蓉（六两），茯苓（五两），麦门冬（四两，去心），薯蓣（六两），石斛（二两）。
煎服	上一十一味，捣筛为散。以水五升，先煮粟，采七升为粥，纳散七两，搅令匀和，少冷水。凡渴，饮之令足，不足更饮水，日一。余时患渴，可饮清水，平旦取牛乳服之，生熟任意。牛须三岁以上、七岁以下，纯黄色者为上，余色者为下。其乳常令犊子饮之，若犊子不饮者，其乳动气，不堪服也。其乳牛净洁养之，洗刷饱饲须如法，用心看之。慎蒜、猪、鱼、生冷、陈臭等物。
功用	益气滋阴，补肾健脾。

枸杞根白羊骨方

| 组成 | 生枸杞根（细切一大斗，以水一大石煮，取六斗五升，澄清），白羊骨（一具）。 |

| 煎服 | 上二味，合之微火煎取五大升，温酒服之，五日令尽。慎生冷、酢滑、油腻七日。 |
| 功用 | 大补益。 |

枸杞根方

组成	枸杞根（细切一大斗，以水一大石煮，取六斗五升，澄清）。
煎服	微火煎取五大升，温酒服之，五日令尽。慎生冷、酢滑、油腻七日。
功用	大补益。

补五劳七伤虚损方

组成	白羊头蹄（一具，以草火烧，令黄赤，以净绵急塞鼻），胡椒（一两），荜茇（一两），干姜（一两），葱白（一升，切），香豉（二升）。
煎服	上六味，先以水煮羊头蹄骨半熟，纳药更煮，令大烂，去骨，空腹适性食之。日食一具，满七具止。禁生冷、铅丹、瓜果、肥腻，及诸杂肉、湿面、白酒、黏食、大蒜、一切蓄血，仍慎食大酢滑、五辛、陈臭、猪、鸡、鱼、油等七日。
功用	温中散寒，下气止痛。

疗大虚羸困极方

组成	羊肝（一具，细切），羊脊骨肉（一条，细切），曲末（半升），枸杞根（十斤，切，以水三大斗，煮取一大斗，去滓）。
煎服	上四味，合和，下葱白、豉汁调和，羹法煎之如稠糖，空腹饱食之，三服。时慎食：取不中水猪肪一大升，纳葱白一茎，煎令葱黄止。候冷暖，如人体空腹，平旦顿服之，令尽。暖盖覆卧，至日晡后乃食白粥稠糜，过三日后服补药。
功用	养肝补肾，温中健脾。

补虚劳方一

| 组成 | 羊肝肚肾心肺（一具，以热汤洗肚，余细切之），胡椒（一两），荜茇（一 |

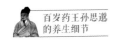
两），豉心（半升），葱白（两握，去心，切），犁牛酥（一两）。

| 煎服 | 上六味，合和，以水六升，缓火煎取三升，去滓，和羊肝等并汁稍口皆纳羊肚中，以绳急系肚口。更别用一绢袋稍小于羊肚，盛肚煮之。若熟，乘热出，以刀子并绢袋刺作孔，沥取汁，空肚顿服，令尽。余任意分作食之。

| 功用 | 温养五脏，益精血补虚劳。

补虚劳方二

| 组成 | 羊骨（两具，碎之）。

| 煎服 | 以水一大石，微火煎取三斗，依食法任性制作羹粥面食。

| 功用 | 补肾，强筋骨。

不食肉人油面补大虚劳方

| 组成 | 生胡麻油（一升），浙粳米泔清（一升）。

| 煎服 | 上二味，微火煎，尽泔清乃止。出，贮之，取三合，盐汁七合，先以盐汁和油，令相得，溲面一斤，如常法作馎饦，煮五六沸，出，置冷水中，更漉出，盘上令干，乃更一叶掷沸汤中，煮取如常法。十度煮之，面热乃尽，以油作臛浇之，任饱食。

| 功用 | 补大虚劳。

乌麻脂方

| 组成 | 乌麻油（一升），薤白（三升）。

| 煎服 | 上二味，微火煎薤白令黄，去滓，酒服一合。

| 功用 | 主百病虚劳，久服耐寒暑。百日充肥，二百日老者更少，三百日诸病悉愈。

石英乳方

| 组成 | 白石英（十五两，捣石如米粒，以绵裹密帛盛）。

| 煎服 | 上一味，取牛乳三升、水三升，煎取三升，顿服之，日一度。可二十遍

煮，乃一易之。捣筛，以酒三升，渍二七日服之。

功用 常令酒气相接，勿至于醉。以补人虚劳，更无以加也。有力能多服一二年，弥益。凡老人旧患眼暗者，勿以酒服，药当用饮下之。目暗者，能终不与酒蒜，即无所畏耳。

大黄芪丸

组成 黄芪，柏子仁，天门冬（去心），白术，干地黄，远志（去心），泽泻，薯蓣，甘草（炙），人参，石斛，麦门冬（去心），牛膝，杜仲（炙），薏苡仁，防风，茯苓，五味子，茯神，干姜，丹参，肉苁蓉，枸杞子，车前子，山茱萸，狗脊，萆薢，阿胶（炙），巴戟天，菟丝子，覆盆子。

煎服 上三十一味，各一两，捣筛，炼蜜丸。酒服十丸，日稍加，至四十丸。性冷者，加干姜、桂心、细辛各二两，去车前子、麦门冬、泽泻；多忘者，加远志、菖蒲各二两；患风者，加独活、防风、川芎各二两；老人，加牛膝、杜仲、萆薢、狗脊、石斛、鹿茸、白马茎各二两。无问长幼，常服勿绝。百日以内，慎生冷、酢滑、猪、鸡、鱼、蒜、油腻、陈宿、郁浥。百日后，惟慎猪、鱼、蒜、生菜、冷食。五十以上，虽暑月三伏时，亦忌冷饭。依此法，可终身常得，药力不退。药有三十一味，合时或少一味、两味，亦得且服之。

功用 主人虚劳百病。夫人体虚多受劳，黄芪至补劳，是以人常宜将服之。

彭祖延年柏子仁丸

组成 柏子仁（五合），蛇床子、菟丝子、覆盆子（各半升），石斛、巴戟天（各二两半），杜仲（炙）、茯苓、天门冬（去心）、远志（去心）（各三两），天雄（一两，炮，去皮），续断、桂心（各一两半），菖蒲、泽泻、薯蓣、人参、干地黄、山茱萸（各二两），五味子（五两），钟乳（三两，成炼者），肉苁蓉（六两）。

煎服 上二十二味，捣筛，炼蜜和丸，如桐子大。先食服二十丸，稍加至三十丸。先斋五日，乃服药。药尽一剂，药力周至，乃入房内。忌猪、鱼、

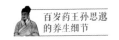
生冷、酢滑。

| 功用 | 服后二十日，齿垢稍去，白如银；四十二日，面悦泽；六十日，瞳子黑白分明，尿无遗沥；八十日，四肢遍润，白发更黑，腰背不痛；一百五十日，意气如少年。久服，强记不忘。

紫石英汤

| 组成 | 紫石英（十两），白石英（十两），白石脂（三十两），赤石脂（三十两），干姜（三十两）。

| 煎服 | 上五味，㕮咀皆完，用二石英各取一两、石脂等三味各取三两，以水三升，合以微火煎，宿勿食，分为四服，日三夜一服。后午时乃食。日日依前秤取昨日药，乃置新药中共煮，乃至药尽常然，水数一准十，新药尽讫，常添水，去滓，服之满四十日止。忌酒肉。药水皆用大升秤，取汁亦用大升。服汤讫即行，勿住坐卧。须令药力遍身，百脉中行。若大冷者，春秋各四十九日。服令疾退尽，极须澄清服之。

| 功用 | 主心虚惊悸、寒热百病，令人肥健。

| 论曰 | 此汤补虚，除痼冷莫过于此。能用之有如反掌，恐学者谓是常方，轻易而侮之。若一剂得瘥，即止。若服多，令人大热，即须服冷药压之，宜审而用之。

三、孕期产后食补方

妊娠一月，阴阳新合为胎，寒多为痛，热多卒惊，举重腰痛，腹满胞急，卒有所下，当预安之，宜服乌雌鸡汤。乌母鸡（一只，治如食法），茯苓、阿胶（各二两），吴茱萸（一升），麦门冬（五合），人参、芍药、白术（各三两），甘草、生姜（各一两）。上十味，㕮咀，以水一斗二升煮鸡，取汁六升，去鸡下药，煎取三升，纳酒三升，并胶烊尽，取三升，放温，每服一升，日三。

妊娠三月，为定形。有寒大便青，有热小便难，不赤即黄。卒惊恐、忧愁、嗔怒、喜顿仆，动于经脉，腹满，绕脐苦痛，或腰背痛，卒有所下，雄鸡汤方。雄鸡（一只，治如食法），甘草、人参、茯苓、阿胶（各二两），黄芩、白术（各一两），麦门冬（五合），芍药（四两），大枣（十二枚，擘），生姜（一两）。上十一味，㕮咀，以水一斗五升，煮鸡减半，出鸡纳药，煮取半，纳清酒三升并胶，煎取三升。分三服，一日尽之，当温卧。一方用当归、川芎各二两，不用黄芩、生姜。

——《备急千金要方·妇人方上·养胎第三》

羊肉黄芪汤。治产后虚乏，补益方。羊肉（三斤），黄芪（三两），大枣（三十枚，擘），茯苓，甘草，当归，桂心，麦门冬，干地黄。上十味，㕮咀，以水二斗煮羊肉，取一斗，去肉，纳诸药，煎取三升，去滓，分三服，日三。

鹿肉汤。治产后虚羸劳损，补乏方。鹿肉（四斤），干地黄、甘草、川芎（各三两），黄芪、芍药、麦门冬、茯苓（各二两），人参、当归、生姜（各二两），半夏（一升），大枣（二十枚，擘）。上十三味，㕮咀，以水二斗五升，煮肉，取一斗三升，去肉，纳药，煎取五升，去滓，分四服，日三夜一。

獐骨汤。治产后虚乏，五劳七伤，虚损不足，脏腑冷热不调方。獐骨（一具），远志、黄芪、芍药、干姜、防风、茯苓、厚朴（各三两），当归、橘皮、甘草、独活、川芎（各二两），桂心、生姜（各四两）。上十五味，㕮咀，以水三斗煮獐骨，取二斗，去骨，纳药，煎取五升，去滓，分五服。

——《备急千金要方·妇人方中·虚损第一》

猪膏煎。治产后体虚，寒热自汗出方。猪膏、生姜汁、白蜜（各一升），清酒（五合）。上四味，合煎令调和，五上五下，膏成，随意以酒服，瘥。当用炭火上煎。

鲁鱼汤。治妇人体虚，流汗不止，或时盗汗方。鲁鱼（二斤），豉、葱白（切，各一升），干姜、桂心（各二两）。上五味，㕮咀四物，以水一斗煮

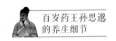
鱼，取六升，去鱼，纳诸药，微火煮取二升，去滓，分二服。取微汗即愈，勿用生鱼。

——《千金翼方·妇人三·盗汗第二》

鲍鱼汤。主产后腹中虚极，水道闭绝，逆胀，咽喉短气方。鲍鱼（一斤半），麻子仁、细辛、茯苓、生姜（切）、五味子（各一两），地黄（五两）。上七味，吹咀，以水一斗煮鲍鱼如食法，取汁七升，纳药煎取三升，分为三服，大有神验。

羊肉杜仲汤。治产后腰痛咳嗽方。羊肉（四斤），杜仲（炙）、紫菀、桂心、当归、白术（各三两），细辛、五味子、款冬花、厚朴（炙）、附子（炮，去皮）、萆薢、人参、川芎、黄芪、甘草（炙）（各二两），生姜（八两，切），大枣（三十枚，擘）。上一十八味，吹咀，以水二斗煮肉，取一斗，去肉，纳药，煎取三升，分温三服。

——《千金翼方·妇人二·虚损第七》

四、身体虚弱吃些药膳

蜜饵。主补虚羸瘦乏气力方。白蜜（二升），腊月猪肪脂（一升），胡麻油（半升），干地黄末（一升）。上四味，合和，以铜器重釜煎，令可丸下之。服如梧桐子三丸，日三，稍加，以知为度。久服肥充，益寿。

服牛乳补虚破气方。牛乳（三升），荜茇（半两，末之，绵裹）。上二味，铜器中取三升水，和乳合，煎取三升，空肚顿服之，日一。二七日除一切气，慎面、猪、鱼、鸡、蒜、生冷。张澹云：波斯国及大秦甚重此法，谓之悖散汤。……论曰：牛乳性平，补血脉，益心，长肌肉，令人身体康强，润泽，面目光悦，志气不衰。故为人子者，须供之以为常食。一日勿缺，常使恣意充足为度也。此物胜肉远矣。

猪肚补虚羸乏气力方。肥大猪肚（一具，洗，如食法），人参（一两），椒（一两，汗），干姜（一两半），葱白（七两，细切），粳米（半升，熟煮）。

上六味，下筛，合和相得，纳猪肚中，缝合，勿令泄气，以水一斗半微火煮，令烂熟。空腹食之，兼少与饭，一顿令尽。可服四五剂，极良。

有人频遭重病，虚羸不可平复，以此方补之甚效。其方如下：生枸杞根（细切一大斗，以水一大石煮，取六斗五升，澄清），白羊骨（一具）。上二味，合之微火煎取五大升，温酒服之，五日令尽，不是小小补益。一方单用枸杞根。慎生冷、酢滑、油腻七日。

服石英乳方。白石英（十五两，捣石如米粒，以绵裹密帛盛）。上一味，取牛乳三升、水三升，煎取三升，顿服之，日一度，可二十遍煮乃一易之。捣筛，以酒三升，渍二七日服之。常令酒气相接，勿至于醉，以补人虚劳，更无以加也。有力能多服一二年弥益。凡老人旧患眼暗者，勿以酒服，药当用饮下之。目暗者，能终不与酒蒜，即无所畏耳。

——《千金翼方·养性·养老食疗第四》

钟乳（三两）。上一味，研如面，以夹帛练袋盛稍宽容，紧系头，纳牛乳一大升中煎之，三分减一分即好。去袋，空饮乳汁，不能顿服，分为再服亦得，若再服，即取晚间食消时服之，如能顿服，即平旦尽之。不吐不利，若稍虚冷人，即微下少鸭溏，亦无所苦。明旦又以一大升牛乳准前煎之，依法饵之。其袋子每煎讫即以少许冷水濯之，不然，气不通泄。如此三十度以上四十度以下即力尽，其袋中滓和面饲母鸡，取其生子食亦好，不然用浸药酒亦得。若有欲服白石英，并依此法。若患冷人即用酒煎，患热人即用水煎之。若用水及酒例须减半乃好，若用牛乳三分减一分，补益虚损无以加之，永不发动。忌食陈久败物，不可啖热面、猪、鱼、蒜等。

草钟乳丸方。曹公方，主五劳七伤损肺气急，主疗丈夫衰老，阳气绝，手足冷，心中少气，髓虚腰疼脚痹，身烦口干不能食。服之安五脏、补肠胃、能息万病，下气消食长肌和中方。钟乳（二两，别研令细），菟丝子（一两，酒浸一宿别捣），石斛（一两），吴茱萸（半两）。上四味，别捣筛为末，炼蜜丸如梧子，空腹服七丸，日再服之讫，行数百步，温清酒三合饮之，复行二三百步。口胸内热，热如定，即食干饭豆酱，过一日，食如常，暖将息。不得闻见尸秽等气，亦不用食粗臭陈恶食，初服七日不可为房事，过七

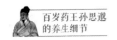

日后任性，然亦不宜伤多。服过半剂觉有效，即相续服三剂，终身更无所患。多房者加雄蛾三十枚，若失精者加苁蓉三两。

——《千金翼方·飞炼·飞炼研煮钟乳及和草药服疗第一》

琥珀散。主虚劳百病，阴痿精清，力不足，大小便不利如淋，脑间寒气结在关元，强行阴阳，精少余沥，治腰脊痛，四肢重，咽干口燥，饮食无味，乏气少力，远视䀮䀮，惊悸不安，五脏气虚，上气闷满方。琥珀（二两），石韦、干姜、滑石、牡丹皮、茯苓、川芎、石斛、续断、当归、人参、远志（去心）、桂心（各三两），苁蓉、千岁松脂、牡蒙、橘皮（各四两），松子、柏子仁、荏子（各三升），车前子、菟丝子、菴䕡子（各一升），枸杞子（一两），牛膝（三两），通草（十四两），胡麻子、芜菁子、蛇床子、麦门冬（各一升，去心）。上三十味，各异捣，合捣两千杵，重绢下合和，盛以苇囊，先食服方寸匕，日三夜一。用牛羊乳煎令熟，常服令人志性强，轻身益气力，消谷能食，耐寒暑，百病除愈。久服老而更少，发白更黑，齿落更生矣。

——《千金翼方·补益·补虚丸散第六》

第七章

疾病无常，求医求己

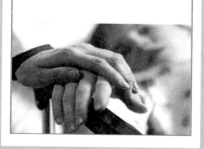

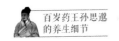

第一节
察病防病，及早处理

一、身体不舒服不要强忍

1．身体一有异常感觉就要注意

原文 论曰：凡人有少苦，似不如平常，即须早道。若隐忍不治，冀望自瘥，须臾之间，以成痼疾。小儿、女子益以滋甚。若时气不和，当自戒勒；若小有不和，即须治疗……痈疽疔肿，喉痹客忤，尤为其急。此自养生之要也。

——《备急千金要方·伤寒方上·伤寒例第一》

2．小病不说，拖成大病

原文 凡居家，常戒约内外长幼，有不快即须早道，勿使隐忍以为无苦。过时不知，便为重病，遂成不救。

——《备急千金要方·养性·居处法第三》

解读 "千里之堤，毁于蚁穴"，一个小小的蚂蚁洞，可以使千里长堤毁于一旦。同样，身体也是如此。让人闻之色变的重疾恶疾从来都不是一朝一夕养成的，相反都经过了漫长的发生发展阶段。在这个过程中，我们的身体不断地发出警报，却一次又一次地被忽略。孙思邈一千多年前就注意到这个问题，提醒人们有不舒服一定要及时处理，也要告知家人，不管有什么小的病痛一定要说出来，不要强忍。有的小病痛确实会在发作之后暂时消失，但这并不等于身体警报解除，如果哪天卷土重来往往就是大患。

我国疾控中心发布的2016年居民疾病统计数据显示，十大单病种"死亡杀手"中，肿瘤占据5个席位。其实对于癌症，我们身体是有防御机制的。在癌症来临之前，身体发出过很多求救信号，每一次都给了防止癌变的机会。这些机会，一定要懂得及时把握！

第一个信号是疲劳。一般情况下，疲劳后只要好好休息很快就能调整过来，但极度的疲倦就要引起重视了。长期难以恢复的慢性疲劳，会破坏人体的免疫力，使潜藏在体内的癌细胞快速生长，尤其是消化器官肿瘤，与慢性疲劳和便秘关系密切。

第二个信号是咳嗽。咳嗽很常见，但久治不愈的咳嗽要小心。久治不愈的咳嗽，只要超过两周，用药也没有好转的病人，都建议做胸片检查，看看肺部是否有病变。

第三个信号是消化不良。持续性的消化不良可能是食道、咽喉、胃部等发生癌症的信号。长期胃灼热、腹部疼痛、胃溃疡，服用止痛、止酸药物后仍不能缓解，进食后还会出现饱胀或疼痛、进行性食欲减退、消瘦等都是胃癌或是食道癌的早期信号。

另外，女性腹部持续肿胀、有压迫感，下腹或骨盆疼痛，肠胃不适，出现进食困难或极易有饱腹感，持续数周不缓解，都可能是卵巢癌的征兆。有腹痛、夜间更为严重，平卧位可使疼痛加重，疼痛常常模糊不清、难以言明，这种情况往往要小心胰腺癌。口腔黏膜上（包括上下唇、舌体、牙龈等）有固定性溃疡，经治疗3~4周后仍不愈者，要警惕白塞综合征甚或口腔癌。

身体没有任何不适，尿液偏黄并带有血色，很多人便以为是"上火"了。殊不知，这是膀胱癌的危险信号。膀胱肿瘤绝大多数为恶性的膀胱癌，良性的肿瘤非常罕见，但不管是良性还是恶性都可表现为无痛性、肉眼可见的血尿。病人容易因为没有疼痛等不适而掉以轻心，结果耽误了诊疗。

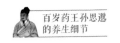
二、常用药物要备好

1. 已经生病就安心服药

原文 病患已成，即须勤于药饵。

——《千金翼方·补益·大补养第二》

解读 世界卫生组织曾提出用"五快三良"标准来衡量一个人的身心健康状况。"五快"指的是：食得快、睡得快、便得快、说得快、走得快；"三良"指的是：良好的个性、良好的处世能力和良好的人际关系。而现代社会生活节奏加快，环境日益恶化，能完全达到这些标准的人恐怕不多。

世界卫生组织调查显示，截止2014年底，全球健康人仅占人群总数的5%，被确诊患有各种疾病的，占人群总数的20%，处于健康与疾病之间的亚健康状态的约占人群总数的75%。我国的情况更不容乐观，据2015年的不完全统计，中国现在心血管疾病病人3亿，慢性肠胃炎病人1.2亿，乙肝病人1.3亿，糖尿病病人1.39亿，每天有1.2万人被诊断出癌症，每天有7500人死于癌症，每天约1万人死于心血管疾病……每一个数字都触目惊心。

有些人可能体检各项指标都正常，却有着各种难言的心理疾患。台湾著名漫画家朱德庸曾经画过一个系列的作品，主题就是《大家都有病》，揭示了现代人烦躁病态的心理状态。目前，全球抑郁症发病率约为11%，约有3.4亿抑郁症病人。当前抑郁症已成为世界第四大疾病，即将成为继心脏病之后人类的第二大疾病。所以，从某种意义上来说，我们每个人都是病人，只是病情轻重不同而已。

一方面是各种身心疾病的肆虐，而另一方面却是病人健康教育的缺失。现代各种医疗仪器日益先进，检测手段日益丰富，反映身体状况的各种指标越来越细，也越来越敏感，很多疾病都能在体检的时候被发现。但是，很多人并不清楚发现自己生病了之后应该如何求医问药，甚至讳疾忌医的也不在少数。

讳疾忌医的故事大家都很熟悉，蔡桓公因为不喜欢扁鹊说自己有病，白白耽误了性命。这种故事发生在别人身上看似好笑，可是扪心自问，难道我们自己没有这样的时候吗？不要说在自己没有不适感觉的时候，听到别人谈论自己的病情，就算是自己清楚得了病，也没有多少人愿意听别人的谈论，哪怕这人是医生。这是临床常见的病人心理。有的病人往往只愿意医生在短时间内帮他治好病，却并不愿意花时间更多地了解自己的病情。这其中有对未知疾病的恐惧逃避，也有怕"说坏了事"的封建迷信心理。

也有些人在得知生病后，立刻陷入"病急乱投医"的不安状态。在西医院看几天又到中医院看几天，在张医生处吃几付药又到李医生处吃几付药，不管大医院还是小诊所，只要听说能治这个病就去试试看。在辗转数次治疗没有见到明显效果后，就开始怀疑医学，四处烧香拜佛，转向封建迷信。

更多的病人对医学、对疾病、对医生没有正确的认识，有些人不顾疾病的特殊性，把医生当神仙，将所有的希望寄托在主治医生身上，一旦疗效没有达到预期，就走向极端，对医生轻则失去信任，重则辱骂殴打，甚至失去理智，做出违法犯罪行为。在当今频频发生的医患矛盾中，除去一些制度因素外，病人对医生工作的认识不足是最大的原因。作为病人，我们要清楚，疾病的到来不是一天两天的事情，同样的，疾病的治愈也不是一朝一夕能够做到的；疾病的降临是我们所不愿意看到的，同样的，疾病的祛除也不以个人意志为转移。

医学科学发展到今天，很多疾病可以得到很好的控制，但这并不意味着人类对疾病的斗争就取得了决定性胜利。在我们普通人的意识里，可能都以为只有癌症、艾滋病才是治不好的。但事实很残酷，人体太过玄奥，病因复杂纷呈，病毒"奸诈狡猾"，很多疾病不管有什么样的设备，不管找到什么样的医生，都不能够被真正治愈，而只能是控制症状发展而已。

例如埃博拉病毒是一种能引起人类和灵长类动物产生埃博拉出血热的烈性传染病病毒，感染者死亡率为50%～90%。人一旦感染病毒会出现高热、肌肉剧烈疼痛等症状，有可能在24小时内死亡。

再如红斑狼疮，狼疮一词在拉丁语的含义是狼咬的溃疡，有顽固难治的意思。这是一种自身免疫性疾病，可能在人体各个部位发病，发病原因包括感染、内分泌、精神因素和环境影响在内的多种综合因素，至今没有治愈的方法。

其他常见的慢性病，如慢性阻塞性肺病、哮喘、高血压、糖尿病、慢性胃炎、慢性肾病、类风湿关节炎等等，更是终身疾病。

所以，人在生病之后，保持平稳的心态，积极配合医生，坚持长期科学地服

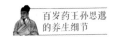
药，才能"与病共舞"。

2. 日常备好药物，防止突然发病

原文 人非金石，况犯寒热雾露，既不调理，必生疾疢，常宜服药，辟外气和脏腑也。平居服五补七宣丸、钟乳丸，量其性冷热虚实，自求好方常服。其红雪三黄丸、青木香丸、理中丸、神明膏、陈元膏、春初水解散、天行茵陈丸散，皆家先贮之，以防疾发，忽有卒急，不备难求。

——《千金翼方·退居·服药第三》

解读 人的生命是鲜活的，不像冰冷坚硬的石头，容易遭受环境改变的影响。年轻时气血旺盛，抗病能力强，可能这个影响还不明显，年老之后，身体调节功能下降，当气候变化冷暖失调的时候，如果没有积极地采取措施预防调理，一定会产生疾病。所以年纪大了之后，平时就要注意预备好各种药物以备不时之需，不要等到疾病突然发生，措手不及而导致严重后果。

孙思邈列举了当时家庭常用药物，现代可根据他的选药原则和各人情况，自备以下几类药物：

第一类是补益药。如五补丸，其组成有人参、茯苓、地骨皮、干地黄、牛膝等，有安七魄、镇五脏、坚骨髓、养神明的功效，针对老人最常见的气阴两虚的体质特点。老年人脏腑虚衰，气虚证很普遍。40岁前很多人因生病、操劳等原因导致一时气虚，容易调理，有时睡一觉就恢复了。但中年之后，长期劳累引起的气虚证可能会演变为气虚体质。气虚体质重要的调养原则是培补元气，补气健脾，代表方为四君子汤、补中益气汤。常用中药有人参、白术、茯苓、甘草、黄芪、陈皮、大枣等。

人参大补元气，是气虚体质不可多得的良药。但气虚体质的人吃人参，不要一次吃很多，可以每天吃一点，时间吃长一点。如果吃了以后有上火症状，就要减量。年龄较大的老人可选用西洋参更为稳妥。对于中气不足的中老年人，黄芪泡水代茶饮也是个不错的方法。胡适先生曾患肾病，出现蛋白尿和水肿等症状，西医治疗无效，后经名医陆仲安用大剂量黄芪、党参为主的方子治愈，从此信任中医。中年以后，他渐感疲惫不堪，力不从心，便常用黄芪泡水代茶饮用以养生。

除中药外，老人还可以备用一些复合维生素、钙片等。但要注意的是，老年人服用补益的药物，无论中药还是西药，都要在医生指导下，合理科学地服用，切忌盲目。有些老年人希望能健康长寿，听说白蛋白、氨基酸是补药，可以增强抵抗力，有条件的就经常买来注射。有的老人，几个月时间就注射了4次白蛋白。也有的老年人不顾自己的情况，跟风大量吃人参、石斛、枸杞子，造成不良后果。

第二类是宣散清热药。老人体弱易感风寒风热，家里要常备一些感冒药。老人感冒药要尽量选择药性较为平和的中药，如午时茶，其成分有红茶、广藿香、羌活、紫苏叶、苍术、连翘、厚朴、六神曲、山楂、麦芽、甘草、柴胡、防风、白芷、川芎、前胡、陈皮、枳实、桔梗等，可以祛风解表，化湿和中，用于外感风寒、内伤食积证，非常适合老人感冒初起兼见消化不良症状。在感觉稍有感受风寒的时候就及时服用，有很好的疗效。

如果经常感冒发热，可以备些正柴胡饮颗粒。正柴胡饮的组成有柴胡、防风、陈皮、芍药、甘草、生姜等，有解表散寒、解热止痛的作用，用于风寒感冒初起，发热恶寒、无汗头痛、鼻塞喷嚏、咽痒咳嗽、四肢酸痛等症状。

第三类是健脾和胃药。老人消化功能衰退，脾胃气虚，饮食稍有不慎就会出现腹胀、腹痛、泄泻等病证。理中丸是医圣张仲景的名方，由人参、干姜、白术、甘草组成，有温中祛寒、益气健脾的作用，治疗脾胃虚寒引起的腹痛、腹泻、呕吐、畏寒等症状。青木香丸由补骨脂、荜澄茄、煨槟榔、黑牵牛子、木香等组成。有宽中利膈、行滞气、消饮食的作用。治疗胸膈噎塞、腹胁胀痛、心下坚痞、腹中水声、呕哕痰逆、不思饮食等病证。老人日常如果觉得饮食有些过量，特别是节日家庭聚餐，往往肉食较多，难以消化，也可提前预备药性更为平和的保和丸和大山楂丸。

第四类是传染病预防药。初春的气候乍暖还寒，是传染性疾病的多发季节，常见的传染性疾病包括：流行性感冒、甲型H1N1流感、手足口病、流行性腮腺炎、水痘、麻疹、流行性脑脊髓膜炎、风疹等。这些传染病大多都是呼吸道传染病，可通过空气、短距离飞沫或接触呼吸道分泌物等途径传播。预防措施除了保持良好的个人卫生和环境卫生外，还应当自备一些药物增强抗病能力。

孙思邈在《千金方》中特制天行茵陈丸，其组成为茵陈、栀子、芒硝、杏仁、巴豆、常山、鳖甲、大黄、豆豉。主治时行病、瘴疠疫气等引起的系列疾

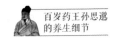
病。孙思邈认为这个方子发汗药、催吐药和泻下药都运用了，祛邪的力量很强，可以治疗多种传染性疾病。虽然药性有些峻猛，但传染性疾病也是来势汹汹，必须用猛药迅速控制病情。

第五类是外用药。老年人常有风湿关节痛，孙思邈在《千金方》中收载了一个道士所传的外用膏药来主治一切风湿骨肉疼痹。陈元膏用当归、细辛、桂心、天雄、生地黄、白芷、川芎、丹砂、干姜、乌头、松脂药，粉碎后用地黄汁浸泡一晚，再放入猪油中煎熟，最后加入丹砂末搅拌制成膏药。疼痛发作的时候用火把膏药烤软，取小块用手在疼痛部位按摩。如果好发一些红肿疮痛，可以备神明膏外用。

现代制药技术发达，各种风湿膏药使用方便。老人也可备好一些自己用之有效的以防临时疼痛发作。另外，一些外伤用的消毒棉球、碘酒、红药水、云南白药，无名肿痛用的万金油等也都是常备药。有心血管疾病史的老人，急救用的硝酸甘油也要时常备好。

3．老人体弱有病更要早治

原文 语云：人年老有疾者不疗。斯言失矣。缅寻圣人之意，本为老人设方。何则？年少则阳气猛盛，食者皆甘，不假医药，悉得肥壮。至于年迈，气力稍微。非药不救。譬之新宅之与故舍，断可知矣。

——《千金翼方·养性·养老大例第三》

解读 我国已进入到老龄化社会。老年病人所占比例越来越高，而且以心脑血管、呼吸、内分泌系统等疾病为主。有相当数量的老人在患病后不愿意及时就医，而是拖到无法忍受了才不得不上医院，白白耽误病情，错失最佳的治疗时机。

老人不愿意就医，大概有以下几个心理因素：在快节奏的时代，大多数年轻人都在工作，常无暇顾及家中的老人，所以许多老人在最初生病时怕影响孩子工作，不肯告诉孩子，不得不独自忍受；老年病人由于年龄的原因，有的耳聋眼花或说话词不达意，给就诊带来了一定的困难，有的对就诊时的各项程序茫然不知，易产生紧张的心理，怕麻烦怕惹别人嫌弃，不愿意去医院；现在的老年人有的是经历过旧社会，有的经历过三年自然灾害等非常时期，节俭成为一种习惯，对超出心理预期的诊疗费用不能接受，因为怕花钱不敢去医院。

一般来说，老年病人对所患疾病的心理压力大，显露出的抑郁、焦虑情绪较为突出。有的老年人平素身体健康，并无任何明显不适，对自己的健康过于自信，一旦发现患有疾病，开始往往接受不了，进而采取逃避的态度。

孙思邈告诫我们，这些心理都是需要调整的。老年人比不得年轻人，年轻人气血旺盛，阳气充足，饮食消化能力强，有点小毛病也可以不用吃药，依靠自身的抵抗力很快就恢复。而老年人，气血不足，阳气衰微，有疾病不能不借助药物才能保证生活质量。拿房屋来打比方的话，年轻人像新屋子，地基扎实，砖木牢固，不需要经常性地修缮；老年人就像老宅子，地基松动，砖木开始腐朽，不做修缮的话，很快就有倒塌的危险。

三、了解疾病才能不害怕

1. 生病无非五劳七伤

原文 五劳者，一曰志劳，二曰思劳，三曰忧劳，四曰心劳，五曰疲劳。六极者，一曰气极，二曰血极，三曰筋极，四曰骨极，五曰髓极，六曰精极。七伤者，一曰肝伤善梦，二曰心伤善忘，三曰脾伤善饮，四曰肺伤善痿，五曰肾伤善唾，六曰骨伤善饥，七曰脉伤善嗽。凡远思强虑伤人，忧恚悲哀伤人，善乐过度伤人，忿怒不解伤人，汲汲所愿伤人，戚戚所患伤人，寒暄失节伤人。故曰五劳六极七伤也。

——《备急千金要方·肾脏方·补肾第八》

解读 作为一个病人，要对自己的病因有所了解。微观上的病因，细菌、病毒肉眼无从认识，宏观的病因却是可以反思的。"五劳七伤"就概括了最常见的导致疾病、妨碍养生的身心病因。"五劳六极七伤"的说法最早见于汉代医圣张仲景的《伤寒杂病论》，但书中并没有详细说明其内容。后来的医家对这个的解释各有不同。孙思邈认为，五劳中最重要的就是"志劳"，志指的是谋划、记忆，这两种精神活动过度最易耗伤正气；第二个是"思劳"，指过度思考问题导

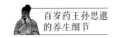
致的精力不济；第三个"忧劳"，指忧伤过度引起疾病；第四个"心劳"，指操心过度；第五个"疲劳"，在别的书中又称"瘦劳"（可能是误字），指体力活动过度引起的疲乏。这5种是所有疾病的总因。

"七伤"，人的魂藏在肝，肝伤则魂不安，夜晚睡觉易做梦。心藏神，心受伤则神不安，人的记忆力下降。脾的功能是运化水湿，就是把喝进来的水进行消化吸收，有营养的变成精微物质供身体使用，没有营养的变成废物排出体外。脾受伤水湿得不到运化，就成为致病因素，导致痰饮类的疾病。肺在人体胸腔上部，中医学称之为"华盖"，肺直接与外界相通，易受侵袭，又称为"娇脏"。肺受伤则肺叶痿弱不用，造成肺的慢性虚损性疾病。

中医学把汗、涕、泪、涎、唾称为五液，并认为五脏化五液：汗为心之液，涕为肺之液，泪为肝之液，涎为脾之液，唾为肾之液。从五行的角度看，唾属肾，肾受伤则唾液异常，过多或者过少。

肾的功能之一为主骨生髓，肾精气盛衰可以影响骨骼的生成、发育及荣枯。所以肾合骨，骨伤也就意味着肾受伤，肾伤善饥，类似现代糖尿病肾病，其临床特征为持续的蛋白尿、渐进性肾功能损害、高血压、水肿，晚期出现严重肾衰竭，是糖尿病病人的主要死亡原因之一。

在中医理论中筋、脉、肉、皮毛和骨等称为五体，分别对应肝、心、脾、肺、肾五脏。脉对应心，脉伤即是心伤。西医学也认识到，心力衰竭分左心衰、右心衰和全心衰。左心衰早期主要表现为频繁咳嗽（多为干咳）、胸闷、气短，活动后尤其明显，这种咳嗽在临床上被称为"心源性咳嗽"。由于老年人常合并患有多种慢性呼吸道疾病，如慢性支气管炎、肺气肿等，故当左心衰以呼吸道症状（心源性咳嗽）为主要表现时，常被误认为是支气管炎或哮喘发作。

除这七伤外，孙思邈另外总结喜、怒、忧、思、悲、恐、惊7种情志为主，加上寒温失调也是常见的致病因素。所有这些致病因素最终伤及身体的气、血、筋、骨、髓、精等6种重要物质，是各种严重疾病的后果。

2. 传染病治疗并不难

原文 古今相传，称伤寒为难治之疾，时行温疫是毒病之气，而论治者，不判伤寒与时行温疫为异气耳，云伤寒是雅士之辞……今世人得伤寒，或始不早治，或治不主病，或日数久淹，困乃告师。师苟依方次第而疗则不中病，皆宜临时消息制方，乃有效耳。

——《备急千金要方·伤寒方上·伤寒例第一》

解读 在医疗技术并不发达的古代，伤寒等传染性疾病危害极大。汉代医圣张仲景的族人本来很多，在不到10年的时间里，竟然死了2/3，大部分是由于伤寒的暴发。张仲景正是因为看到这种惨状才下定决心学医，立志成为救世的良医。传染病的流行往往十分迅速，而且无论男女老幼，传染上就发病，病情进展也非常快。这给人们造成极大的心理阴影，谈之色变，避之惟恐不及。连一些医生也害怕，认为这是不可治疗的。孙思邈极力批评了传染类疾病不可治疗的说法。他提出，只要积极预防、及时治疗并且治疗得法，这些都是可以控制的。

第二节
我命在我，积极配合

一、相信医生也相信自己

1. 病人才是治疗成功的关键

原文 难疗易疗皆在病人，不由医者。

——《备急千金要方·痔漏·恶疾大风第五》

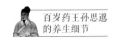
解读 医患关系是一个永恒的话题，一般认为在医患沟通中，医生是更为主导和强势的一方，因此也是起决定性作用的一方。其实不然，早在两千多年前的秦汉时期，《黄帝内经》中就探讨过这个问题。那个时候的医生已经注意到疾病治疗效果的好坏绝不只是医生医术的问题，而关键因素在于病人本人。

《黄帝内经》中黄帝的老师岐伯举了一个有趣的例子来说明：比如一个高明的医生，清楚掌握医学理论和治疗方法，而他要治疗的病人，是像自己亲戚兄弟那样经常见面的人，已经十分熟悉对方的声音气色，疾病诊断也非常准确，但为什么在这样的前提下，还是会治不好病呢？难道就是因为治疗得不够及时？岐伯从医患关系的角度进行解释，认为在治病的过程中，病人为本，而医生只是标，也就是说医生只是帮助病人康复。假如病人无法接纳医生的帮助，身体内的"邪气"不能制止，病就不能治愈。再进一步问，为什么病人不接纳医生的帮助呢？这里的接纳不单是吃药治疗的问题，还和病人的"神"有关。如果医生诊断明确、治疗方法正确，但病人的精神、意志不强，或者有其他欲望、贪念、思虑、担忧，在这些情况下即使吃药也会影响疗效，这些都是治病能否获效的更根本原因。

《黄帝内经》中岐伯还进一步总结了在治疗过程中病人的状态对最终疗效的影响："拘于鬼神者不可与言至德，恶于针石者不可与言至巧，病不许治者病必不治，治之无功矣。"有的病人信巫不信医，遇到疾病不去积极治疗，反而指望神灵的帮助，这样的人就算请了医生来治，也不会认真配合。汉代张仲景对这种平时追逐名利病时钦望巫祝的人也进行了猛烈的批评。在当前社会，这样的现象也并不罕见，值得深思。还有的病人不信任或者说害怕扎针放血，就算医生再三告诉他，根据病情必须进行针石治疗，他也是不愿意的。这种情况下就算勉强做了治疗，疗效也有限。所以说，如果病人没有治愈疾病的主观愿望，光凭医生的一己之力是不行的。

在医生与病人的关系中，其实是以病人为主，而医生只是一个帮助者。这样的医患关系认识，反映了传统文化中重视"内因"的思想，就好像老师与学生之间，学生的主动学习更为重要，老师只是一个引导者而已，学生能否成才，还得要靠自己的努力。

在西方医学里也有着相同的认识，美国纽约东北部的撒拉纳克湖畔，有一座一百多年前的医生墓碑，这位名叫特鲁多（E. L. Trudeau）的医师一生致力于结核病研究，他的墓志铭一共只有3句话——"To Cure Sometimes, To Relieve Often, To Comfort Always"。翻译成中文就是"有时去治愈，常常去帮助，总是去安慰"。这三句话到现在已经成为广大医务工作者责任和义务的最好概括总结，被广为传颂。

2．不听医生的话，药物怎么能起作用？

原文 口顺心违，不受医教，直希望药力，不能求己。

——《备急千金要方·痔漏·恶疾大风第五》

解读 疾病是复杂多变的，而无论到什么时候，医学和疾病的关系都像道和魔，总是道高一尺而魔高一丈。至少直到目前为止，医学的发展总是落后于疾病的变化。把疾病康复的所有希望都寄托在药物上，认为药物可以解决一切问题，是不切实际的。作为病人，一定要认识到自己的重要性，认识到疾病是发生在自己身上的，自己对疾病的康复才负有最重要的责任。在这个前提下，认真用心地选择医生，配合医生，和医生一起完成治疗过程。而不是在选择医生之后，又心存芥蒂，对医生的治疗有意见却又不去沟通，对医生的嘱咐嘴上答应心里却不当回事情。当疗效不尽如人意的时候，不要急着去责怪医生，而是要首先反思，自己是不是也尽到了一个做病人的义务？

3．大病重病更要依靠自己

原文 （恶疾）惟须求之于己，不可一仰医药者也。

——《备急千金要方·痔漏·恶疾大风第五》

解读 孙思邈特别提出，恶疾，也就是重病疑难病，要取得好的治疗效果，更不能只是一味地依赖医生和药物，必须调动起自身的主观能动性，才有可能战胜疾病。

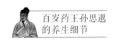

拿人们现在谈之色变的癌症来说，癌症的病因不明，国内外比较一致的观点是：肿瘤是正常细胞长期在很多外因和内因作用下发生了基因调控的质变，导致了过度增殖的后果。无论是发病还是治疗，都和个人因素息息相关。个人的心理-社会因素通过神经-内分泌系统和免疫系统影响癌症的发生与发展。最新研究表明，有40%以上的癌症可以得到预防，因此对癌症的早期预防和健康教育至关重要。另外，早发现、早诊断、早治疗也可降低约1/3的癌症死亡率。从个人角度来说，提高对致癌危险因素，如吸烟、饮酒、高蛋白高脂食物、缺乏锻炼、恶劣情绪以及环境污染等的认识，减少接触，并且定期体检，针对性地对不同疾病进行早期筛查，可以大大降低患癌风险。

从癌症的治疗来看，病人个人障碍因素常常影响治疗。病人的情绪状态不同，病情的发展、疾病的预后截然不同。情绪稳定、生活态度乐观的预后较好，情绪不稳定、重度抑郁、焦虑者预后较差。很多病人可以说最终是死于对疾病的恐惧。病人对疾病和药物的认知程度也往往影响治疗。例如在对癌痛的治疗上，因为对疼痛的错误认识（比如：出现疼痛是病情加重的表现，医生会因为疼痛忽略对癌病本身的治疗），有些病人不会如实向医生报告疼痛；因为对止痛药的错误认识（比如：阿片止痛药会成瘾，只有在疼痛难以忍受时才需要服药），有的病人不按时服药或者随意自行减量。这些都极大影响了治疗效果。

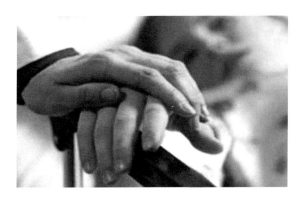

4．疑医不用，用医不疑

原文 疑师不治病，疑药不服之，服之即不得力，决意不疑者必大神验。一切药有从人意即神，疑人必失，及久多必损，不疑久者有益，治病当有愈。

——《千金翼方·万病·耆婆治恶病第三》

解读 医患之间的信任关系是治疗效果的基本保证。孙思邈所处的唐代是我国封建社会的全盛时期，医学教育、医事制度都有了长足发展，文人士大夫开始对医学抱有浓厚兴趣，但医生的社会地位仍然较为低下，韩愈著名的文章《师说》里也说"巫医乐师百工之人，君子不齿"。医生和巫师、乐师、各种手艺人一样，从事的是"末技"，而读书求功名才是正道。在这种观念下，人们对医生普遍缺乏信任就不难理解了。民间对医生也有俗语，所谓"医不三世，不服其药"。如果不是家里世代行医的或是读过很多医书的医生，最好不要去吃他开的药。病人对医生不信任，就医的时候要么同时请好几个大夫，要么不遵医嘱随意改变药方。在治疗没有达到预期效果的时候，不给医生酬劳甚至恶语相向。基于这种社会现状，孙思邈提出，要想治好病首先就要选择自己能够信得过的医生，否则对疾病无益。

宋代之后，由于士人知医的风气开始盛行，儒医群体出现，朝廷对医生的地位进行提升，医生的社会地位有所改善，但由于民间医生的素质良莠不齐，百姓对医生职业的歧视并未完全消除。进入商品社会后，医疗机构公益性淡化，医患双方在经济利益上的对立，加上部分医生职业道德滑坡，引起了医患之间的信任危机。有些病人对医务人员缺乏理解，不了解疾病诊断和治疗的复杂性和不确定性。对医生缺乏信任，担心医生的治疗不是出于病情考虑，而是出于自身利益考虑，对治疗方案或药物持怀疑态度，依从性较差。医生也对病人缺乏信任，担心本来必要的风险医疗遭受病人的误解，为求自保，放弃最优方案追求保守。这样互相猜疑的医患关系必定对疾病的治疗产生不利影响，长此以往，损害的是双方的根本利益。

5．不好好保养，再有名医也无用

原文 晋宋以来，虽复名医间出，然治十不能愈五六，良由今人嗜欲太甚，立心不常，淫放纵逸，有阙摄养所致耳。

——《备急千金要方·序》

解读 魏晋南北朝以来，名医辈出。但即便是名气很大的医生，治疗10个病人也不过就只能治好一半左右。这是因为多数病人在精神上贪心太重，嗜好的东

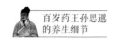
西太多，神不能内守，又不能克制，恣意所为，生活不加节制。平时不注重调养身体，生病了也还是一如既往，以为吃药就是治病，不去从情志、起居上做充分调整，积极配合，再好的医生也拿他没办法。

6. 生了重病要割舍俗缘静心安养

原文 故余所睹病者，其中颇有士大夫，乃至有异种名人尹及遇所患，皆爱恋妻孥，系著心髓，不能割舍，直望药力，未肯近求诸身。若能绝其嗜欲，断其所好，非但愈疾，因兹亦可自致神仙。

——《备急千金要方·痔漏·恶疾大风第五》

解读 孙思邈从青年时代开始行医，直到一百多岁，在近百年的行医生涯中，他见过很多有地位有权势的官员，生病之后不能舍弃功名利禄、家庭妻儿，只期望药物的治疗取效。不管什么疾病，生病的原因除了不可抗拒的外部因素外，更多的还是自身的养生不当。所以患病后，如果能够认真反省过往的所作所为，断绝从前种种不良嗜好，重新建立良好的生活习惯，恢复平静安祥的心理状态，不仅可以治好病，还可以进一步提高身体健康水平。

二、预防并发症，防止复发

1. 疾病常常一不小心就复发

原文 不减滋味，不戒嗜欲，不节喜怒，病已而可复作。

——《备急千金要方·消渴淋闭溺血水肿·消渴第一》

解读 很多疾病一旦形成要彻底治愈是十分困难的。科学昌明的今天，人类疾病谱不断变化，仍然有多数的慢性病，如高血压等心血管疾病和哮喘等呼吸系统疾病，只能用药物控制症状发展，解除临时痛苦，而不能根治。在致病因素重新出现，人体正气又虚的时候，疾病总是卷土重来。作为病人，防止病情反复，同样不能只依靠医生和药物，更多地要靠自己。从饮食、情志和不良嗜好上入手改变。饮食上，病人不能想吃什么就吃什么，一定要忌口，避免刺激性食物。清淡饮食，包括在品种上，以素食为主，人生病后脾胃的消化功能受损，肉食过多，会加重脾胃负担；在滋味上，少油、少盐、少鲜，以淡味养胃气。在情志上，生病会让人产生抑郁、焦虑等各种情绪改变，过极的情志又是发病的因素，如对心血管病人来说，暴怒不仅会导致病情复发，更可能导致不可逆转的后果，所以要控制好情绪。还有一样也很重要，就是要戒除不良嗜好。如患肝病的病人一定要戒酒，呼吸道疾病病人要戒烟，过敏性疾病病人要戒除过敏原等等。做不到这些的话，哪怕以前的治疗多么成功，疾病都很容易复发。

2．糖尿病注意防止并发症

原文 消渴之人，愈与未愈，常须思虑，有大痈。何者？消渴之人，必于大骨节间发痈疽而卒，所以戒之在大痈也，当预备痈药以防之。

——《备急千金要方·消渴淋闭溺血水肿·消渴第一》

解读 消渴，就是现代所说的糖尿病，是一组由多病因引起的以慢性高血糖为特征的终身性代谢性疾病。最近的资料显示，在社会经济高速发展的国家，糖尿病的发病率也相应快速增加。在包括发达国家在内的许多国家中，至少1/4～1/2的糖尿病病人未被诊断。在已诊断的糖尿病病人中，仅仅大约有2/3的病人接受了正确的处理（非药物和药物）。而在这部分病人中，又只有1/3的人得到理想的控制。已经有越来越多的2型糖尿病发生，这一问题日趋严重。在社会公众中，继续普及预防、检测、诊断和治疗糖尿病的知识非常必要。

长期血糖增高，大血管、微血管受损并危及心、脑、肾、周围神经、眼睛、足等，据世界卫生组织统计，糖尿病并发症高达100多种，是目前已知并发症最多的一种疾病。临床数据显示，糖尿病发病后10年左右，将有30%～40%的病人至少会发生一种并发症，且并发症一旦产生，药物治疗很难逆转。最常见的并发症有糖尿病肾病、糖尿病眼病和糖尿病足，成为失明、肾衰竭和下肢截瘫的主要

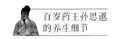
原因。足部是糖尿病这个多系统疾病的一个复杂的靶器官。糖尿病病人因周围神经病变与外周血管疾病合并过高的机械压力，可引起足部软组织及骨关节系统的破坏与畸形形成，进而引发一系列足部问题，从轻度的神经症状到严重的溃疡、感染、血管疾病、关节病和神经病变性骨折等。孙思邈强调要预防大痈的产生，也就是要预防糖尿病足，末期常引起肢端的坏死。

3．糖尿病的治疗关键在病人的自控能力

原文 治之愈否，属在患者，若能如方节慎，旬日可瘳，不自爱惜，死不旋踵。

——《备急千金要方·消渴淋闭溺血水肿·消渴第一》

解读 孙思邈认为，糖尿病的轻重危愈和病人自己的生活行为有关，要求病人慎重对待疾病，防止并发症。

4．糖尿病病人的头等大事除了饮食还有性生活

原文 其所慎者有三，即一饮酒、二房事、三咸食及面，能慎此者，虽不服药而自可无他，不知此者，纵有金丹亦不可救，深思慎之。

——《备急千金要方·消渴淋闭溺血水肿·消渴第一》

解读 糖尿病是一种慢性病，病人住院时经过一系列的药物治疗通常能有效地控制症状、体征，可是在出院后往往不重视家庭治疗及护理，导致症状、体征经常反复，甚至引起严重的并发症。在日常生活中，糖尿病病人有两个方面需要特别警惕。第一是饮食。正常人在饮食以后，随着血糖升高，胰岛素分泌也增多，从而使血糖下降并维持在正常范围，因此，不会发生糖尿病。而糖尿病病人，由于胰岛功能减退，胰岛素分泌绝对或相对不足，胰岛素不能在饮食后随血糖升高而增加，不能起到有效的降血糖作用，于是血糖就超过正常范围。此时，若再像正常人那样饮食，不进行饮食控制，甚至过度饮食，就会使血糖升得过高，并且

会对本来就分泌不足的胰岛组织产生不利影响，使胰岛功能更加减退，胰岛素的分泌更加减少，从而使病情进一步加重。所以，对糖尿病病人要合理地进行饮食控制。坚持长期饮食控制，是糖尿病的一项基本治疗原则，不论有无自觉症状或并发症发生，在应用或不应用胰岛素、降糖药时，都必须严格坚持这一原则。

糖尿病病人最好能戒酒，综合起来考量，饮酒对糖尿病病人来说，弊大于利。酒会使降糖药加速代谢，降低疗效。酒精的中间代谢产物如乙醛的氧化受到降糖药的影响，能使血液中乙醛浓度增高，产生毒性反应，如恶心呕吐、心动过速、血压下降等。糖尿病病人在服降糖药期间（口服磺脲类降糖药或注射胰岛素治疗）空腹饮酒，易出现低血糖反应，严重的会发生低血糖昏迷。饮酒往往会打乱糖尿病病人的正常饮食（过饱或饥饿）和用药，从而导致血糖波动和失控。例如，有的病人在饮酒同时吃进许多食物，由于酒精本身含有较高的热量，这势必造成总热量摄入过多，致使血糖升高。饮酒可使病人血脂（主要是三酰甘油及低密度脂蛋白）升高，加快肝脏中的脂肪合成和堆积，导致脂肪肝甚至肝硬化。另外，血脂升高，还能促进血管壁发生硬化。乙醇能直接损坏胰腺，使原本受损的胰腺功能再遭重创，雪上加霜。糖尿病病人常伴有高尿酸血症，饮酒可使血尿酸进一步升高，容易诱发或加重痛风。糖尿病病人过量饮酒，可造成酒精性酮症酸中毒，严重的甚至危及生命。

糖尿病病人必须清淡饮食，限制食盐摄入。食盐进入人体后，可激活淀粉酶的活性，从而加速小肠对葡萄糖的吸收，限制食盐的摄入量是控制餐后血糖升高的重要途径。根据有关资料和临床实践，盐的摄入参考量为：主食每日少于250g者，食盐每日摄入2.5g；主食少于250～350g者，食盐每日摄入3g；主食每日在350g以上，食盐每日摄入3.5g。因糖尿病并发高血压、冠心病、心肌梗死、肾动脉硬化、肾功能损害，则必须严格限制食盐的摄入量，每日少于2g。烹调需用酱油时，每天要扣除一定量的盐（5ml酱油约等于1g食盐）。除此之外，食盐量应合理分配于膳食中，以免引起食欲不振的现象。

糖尿病病人合理膳食，以高蛋白、低脂肪、适量糖类和丰富的维生素为原则，需要控制总热量和碳水化合物的摄入，如果把面食作为主食的话，要注意控制摄入的总量。

饮食治疗是治疗糖尿病的基础疗法，是一切治疗方法的前题，适用于各型糖

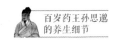
尿病。轻型病人以食疗为主即可收到好的效果，中、重型病人，也必须在饮食疗法的基础上，合理应用体疗和药物疗法。只有饮食控制得好，口服降糖药或注射胰岛素才能发挥好疗效。否则，一味依赖所谓新药良药而忽略食疗，临床很难取得好的效果。孙思邈的饮食疗法治疗糖尿病，比之西方国家借用饮食管制（始自1796年）早一千多年。

除饮食外，糖尿病病人还要注意房事问题。中医学将消渴病分为上消、中消和下消。上消，又称"肺消"，病因是肺脏通调水道的功能受损，水液循环受阻，津液无法布及全身滋润脏器。由于积久而酿热，使津液耗损，所以病人突出表现为口渴多饮。中消又称"胃消"，发病原因是饮食不节或劳倦等多种因素伤及脾胃，使脾胃功能下降，则热郁于胃，胃火炽盛，津液耗损，津液不足，则水谷不能分解，因此不能满足身体营养的需要，故而出现多食善饥的症状。下消又称"肾消"，由于肾脏的亏虚，肾主水的功能失调，固摄无力，水液下趋而造成尿频尿浊为主的症状。一般认为，上消轻，中消重，下消危。孙思邈认为下消的主要病因就是房劳，所以强调糖尿病病人必须谨慎房事。

5．康复期病人不能大吃大喝

原文 病新瘥后，但得食糜粥，宁少食令饥，慎勿饱，不得他有所食，虽思之，勿与之也。

——《备急千金要方·伤寒方下·劳复第二》

解读 疾病治疗不易，防止复发更难。复发是原有病变经过一段"静止期"后再度活跃，原来的病因尚未完全消除，在一定条件下病状重新发作。例如伤寒、温病等，致病邪气被击退后，余热未尽，元气已虚，这时若是调理失当，不知禁忌，随时可以转复。因此，积极彻底地治疗疾病和注意病后调养以培补正气，可以减少和防止疾病的复发。

不管哪种疾病，对人体气血都是一个消耗的过程。气血由脾胃化生，疾病初愈，脾胃之气还比较虚弱，受纳运化功能不强。如果这时饮食不慎，吃东西过量，或进食坚硬难以消化的东西，或者不忌荤腥和酒，导致脾胃再度受伤，刚刚被压制的邪气又受到食滞酒热的资助，重新升发，导致疾病复发。疾病初愈之际，既要注意增进饮食营养以培补正气，但又不可恣意进食。可以给病人喝一些熬得稀烂的米粥，能充饥又不增加脾胃负担。如果是大病初愈的人，病后最好先喝稀米汤，再喝浓稠一些的米汤，然后再过渡到粥。

病后体虚的人就算喝粥，一次也不能太多，宁愿保持一些饥饿感，切忌过饱加重脾胃负担。有些人病后会想吃其他的东西，家属最好不要满足，还是以米粥为主，静养一段时间，等身体开始恢复后，再慢慢增加其他食物。

6．康复期病人不要体劳更不能房劳

原文　新瘥后，当静卧，慎勿早起梳头洗面，非但体劳，亦不可多言语，用心使意劳烦，凡此皆令人劳复。故督邮顾子献得病已瘥未健，请华佗视脉曰：虽瘥尚虚未得复，阳气不足，慎勿劳事，余劳尚可，女劳则死，当吐舌数寸。其妇闻其夫瘥，从百余里来省之，经宿交接，中间三日发，热口噤，临死舌出数寸。

——《备急千金要方·伤寒方下·劳复第二》

解读　疾病初愈的时候，应当充分休息，以促进正气早日恢复，稍后可以配合一些合理的活动促进气血畅行，但也要控制在力所能及的范围内。如果病后没有合理休息却过早操劳，致使气血阴阳耗伤，致病邪气无所节制可能再度为害，疾病因此复发。

通常因过劳而导致的复发包括劳力、劳神和房劳三方面。劳力与劳神是指体力和脑力的过度操劳。有些在正常人看来是微不足道的劳动，对于初愈者来说，却不堪承受。所以，疾病刚好的人还是以静卧为好，不要像平时一样早早起床梳头洗脸忙活事情。不仅不要做事情，说话也不要过多以免耗气，也不要过分操心以免劳神。此外，更要注意避免房劳。

以前有个做督邮（官吏名称）的人叫顾子献，生病后经过治疗症状解除了，但身体还没有完全恢复，请华佗来诊脉。华佗说，你的病虽然好了，但是身体还比较虚弱，阳气还没有恢复，千万静养，不要操劳事务。其他的事情还算了，特

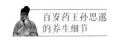
别是不能有房劳，否则必死无疑，而且死的时候舌头会吐出很长。顾听后半信半疑。这时他的妻子听说他病好了，从百里外的老家赶来看望，二人久别胜新婚，夜晚情不自禁有了房事。3天之后，顾果然旧病复发，身体发热不能张嘴说话。死的时候像华佗所说的那样，舌头吐出好几寸。

7．即使能耐体劳也不能耐受房劳

原文 病新瘥未满百日，气力未平复，而犯房室者，略无不死。有士盖正者，疾愈后六十日，已能行射猎，犯房室则吐涎而死……近者有一士大夫，小得伤寒瘥已十余日，能乘马行来，自谓平复，犯房室即小腹急痛，手足拘挛而死。

——《备急千金要方·伤寒方下·劳复第二》

解读 在疾病康复不到100天的时间里，人的体力还没有完全恢复，这时去行房事大多没有好结果。有个读书人叫盖正的，病后60天，身体慢慢康复，已经可以到野外打猎了，以为自己完全好了，去行房事，结果口吐涎沫而死。还有个当官的人，得了伤寒病，好了10多天，能自己骑马进进出出，以为康复了，去行房事，结果事后小腹突然拘急疼痛，手脚抽筋而死。

病后余邪未尽、正气亏虚的情况下，进行房事甚至房事过度，以致进一步损伤正气，使邪无所制而导致的疾病复发，中医学称为"房复""色复""交接劳复""男（女）劳复"等，是包括孙思邈在内的历代医家都十分重视的疾病复发因素。因房劳伤精，精亏则气血更虚，精气不足导致的疾病复发常常病势较重，所以中医把节欲保精作为病后调摄的一个重要方面。

8．病刚好不要急着吃肉

原文 时病瘥后未满五日，食一切肉面者，病更发大困。时病瘥后新起，饮酒及韭菜，病更复。时病新瘥，食生鱼鲊，下利必不止。时病新瘥食生菜，令颜色终身不平复。时病新瘥汗解，饮冷水者，损心包，令人虚不复。时病新瘥食生枣及羊肉者，必膈上作热蒸。时病新瘥食羊犬等肉者，作骨中蒸热。时疾新瘥，食鱼肉与瓜生菜，令人身热。时疾新瘥，食蒜脍者，病发必致大困。

——《备急千金要方·伤寒方下·劳复第二》

解读 "发物"和"忌口"是中医学疾病康复中的两个重要概念。中医学认为疾病康复阶段必须控制一些特殊食物的进食，这个观念在民间也深入人心。那么，中医学"发物"的含义究竟是什么呢?要怎样科学地认识呢?

根据民间习俗和历史文献资料，归纳起来，常见的发物，食用菌类主要有蘑菇、香菇等，过食这类食物易致动风生阳，触发肝阳头痛、肝风眩晕等宿疾，此外，还易诱发或加重皮肤疮疡肿毒。海腥类主要有带鱼、黄鱼、鲳鱼、蚌肉、虾、螃蟹等水产品，这类食品大多咸寒而腥，对于体质过敏者，易诱发过敏性疾病发作如哮喘、荨麻疹等，同时，也易催发疮疡肿毒等皮肤疾病。蔬菜类主要有竹笋、芥菜、南瓜、菠菜等，这类食物易诱发皮肤疮疡肿毒。果品类主要有桃子、杏等，前人曾指出，多食桃易生热，发痈疮疖疖、虫疳诸患，多食杏生痈疖，伤筋骨。禽畜类主要有公鸡、鸡头、猪头肉、鹅肉、鸡翅、鸡爪等，这类食物主动而性升浮，食之易动风升阳，触发肝阳头痛、肝风脑晕等宿疾，此外，还易诱发或加重皮肤疮疡肿毒。鸡蛋也不宜多吃，尤其是肝炎、过敏、高血脂、高热、肾脏病、腹泻病人。此外，属于发物的还有獐肉、腐乳、酒酿及葱、蒜、韭菜等。

发物之所以会导致旧病复发或加重病情，归纳起来有3种可能性：第一，上述这些动物性食品中含有某些激素，会促使人体内的某些功能亢进或代谢紊乱。如糖皮质类固醇超过生理剂量时可以诱发感染扩散、溃疡出血、癫痫发作等，引起旧病复发。第二，某些食物所含的异体蛋白成为过敏原，引起变态反应性疾病复发。如海鱼、虾、蟹往往引起皮肤过敏者荨麻疹、湿疹、神经性皮炎、脓疱疮、牛皮癣等顽固性皮肤病的发作。豆腐乳有时也会引起哮喘病复发。第三，一些刺激性较强的食物，如酒类、葱、蒜等辛辣刺激性食品极易引起炎性感染病灶的炎症扩散、疗毒走黄。

看待"发物"应一分为二。发物能诱发或加重某些疾病，但另一方面由于发

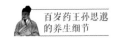

物具有的催发或诱发作用，食疗上还用于治疗某些疾病，如麻疹初期，疹透不畅，使用蘑菇、竹笋等发物，可起到助其透发、缩短病程的作用。又如多食海腥发物以催发牛痘等，都是利用发物的透发作用。

发物致病因人因体质而异，如鸡、蛋、猪头肉、鱼、虾、蟹类等对人体而言为异体蛋白，其中鱼、虾、蟹类本身还含组胺，作为过敏原而导致人体发病；酒、葱、蒜等可通过酒精或挥发刺激物质直接引起皮肤毛细血管扩张、血流加速，使原有的病情加重或病情迁延。所以上述食品为公认的发物。但有的高敏病人，甚至对大米、小麦、玉米等都可产生过敏反应。那对高敏病人来说任何食物都会变成发物。有的哮喘病人，缓解期一般可以不作饮食限制，但在哮喘发作期间，蛋、牛奶、鱼虾等高蛋白食物却成了加重病情的发物，理当忌口。

在通常情况下，发物也是食物，适量食用对大多数人不会产生副作用或引起不适，只是对某些特殊体质以及与其相关的某些疾病才会诱使发病。